图解十二时辰
中医养生大全

唐先平　主编

U0216650

中国纺织出版社有限公司

图书在版编目（CIP）数据

图解十二时辰中医养生大全 / 唐先平主编 . -- 北京：
中国纺织出版社有限公司，2025.3. -- ISBN 978-7
-5229-2044-3

Ⅰ . R212-64

中国国家版本馆 CIP 数据核字第 2024WM9800 号

责任编辑：舒文慧　　　　　特约编辑：张小敏
责任校对：王蕙莹　　　　　责任印制：王艳丽

中国纺织出版社有限公司出版发行
地址：北京市朝阳区百子湾东里A407号楼　邮政编码：100124
销售电话：010—67004422　传真：010—87155801
http://www.c-textilep.com
中国纺织出版社天猫旗舰店
官方微博 http://weibo.com/2119887771
天津千鹤文化传播有限公司印刷　各地新华书店经销
2025年3月第1版第1次印刷
开本：710×1000　1/16　印张：14
字数：258千字　定价：68.00元

养生保健，这一名词越来越频繁地出现在我们的生活中。人们越来越多地关注自己的生活质量，美丽、健康、长寿已被列入人们最为关注的话题之中。

事实上，很多人对保健和养生的认识存在着误区。一些人以为，工作累了，压力大了，熬夜多了，吃点保健品和补品调理调理就好了，全然不管这些保健品是否合自己的"胃口"；或者为了减肥只喝水不吃饭……这样的观点很害人。我们知道，要想身体健康，首先要养成一个良好的生活习惯。其次，在日常生活中也要注意多学习科学的养生保健理念与知识，真正懂得科学养护、调理自己的身体。

中医蕴涵着大量珍贵、实用、方便、有效的养生方法和技巧。这些方法和技巧是我们的祖先一辈一辈用身体去实践过的，而且安全、绿色，更难得的是便于操作，经济实惠；历经了千年的传承，历久弥新。

在中医养生理论中，十二时辰养生法是一种非常古老且实用的养生方法。它根据一天中不同时间段，人体生理活动和脏腑功能的变化，来指导人们进行相应的养生活动，以达到调和阴阳、疏通经络、平衡脏腑的目的。

要学习十二时辰养生，我们有必要对中医养生理论有一个简单的了解。

中医养生理论和道家思想一脉相承，道家的创始人老子提出的天人合一思想。

人法地，地法天，天法道，道法自然。

————《老子·二十五章》

道生一，一生二，二生三，三生万物。

————《老子·四十二章》

人是大自然的儿女，时时刻刻都受到大自然的影响。中医养生的最高境界是天人合一、形神统一。天人合一就是天和人的和谐统一，人与自然的和谐统一。形神统一是指人的形体和精神的和谐统一，精神内守，恬淡虚无。

要用十二时辰理论来指导养生，就要明白人体的气血运行规律、人体的脏腑生理功能与生理特点，要了解自然的规律，让两者去相适应而不是相违背。人的生活起居、生命活动应与自然相一致，一天之中，要按照时辰的特点来养生。

从子时的胆经养生到亥时的三焦经调理，每一时辰都有其独特的养生要点。十二时辰养生法强调顺应自然规律，通过调整作息时间、饮食习惯和情志活动，来达到养生保健的目的。它不仅是一种生活方式，更是一种生活智慧。

具体来说，可以通过经络按摩、穴位点压来疏通经络气血，通过刮痧、拔罐、针灸、饮食等来预防、辅助治疗常见病，通过运动和音乐等方式来达到形与神的统一。

本书在编写过程中，广泛搜集了中医古籍中的养生智慧，结合现代医学的研究成果，力求使内容既传统又现代，既科学又实用。本书意在将中医养生的精髓以一种更易于理解和实践的方式呈现给读者，以便纠正当前养生领域的一些误区，引导读者回归中医养生的本质，探索一种更为科学、自然、且符合人体生理节律的养生方式。

希望本书能够帮助读者了解和掌握十二时辰养生法的精髓，将其融入日常生活中，从而达到养生保健、防病治病的目的。我们相信，只要持之以恒，每个人都能够拥有一个健康、快乐、长寿的人生。

在这本书中，我们不追求速成的养生秘诀，也不提供千篇一律的养生方案。我们提供的是一种生活的艺术，一种与自然和谐共存的智慧。愿每一位读者都能从中获得启示，找到适合自己的养生之道。

编者

2024年4月

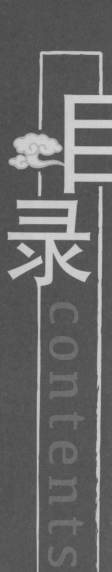

概述

十二时辰养生论

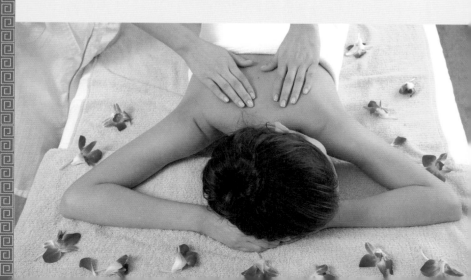

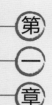

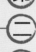

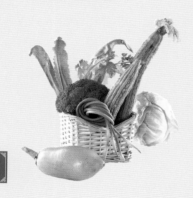

十二时辰之卯时养生

十二时辰之辰时养生

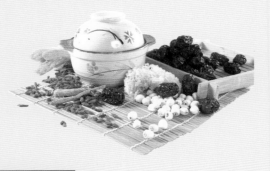

十二时辰之巳时养生

十二时辰之午时养生

十二时辰之未时养生

第九章

十二时辰之申时养生

第十章

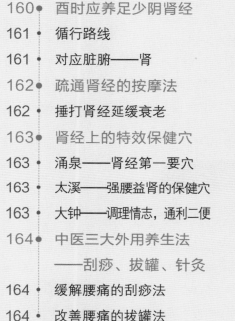

十二时辰之酉时养生

第十一章

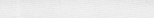

十二时辰之戌时养生

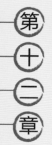

十二时辰之亥时养生

十二时辰养生是根据中医脏腑经络理论，按照气血在人体的运行规律，在不同的时辰养相应的脏腑与经络，是中医天人相应理论的具体运用。

中医养生既注重养形体，更注重养精神。中医养生的最高境界是达到形与神的和谐统一，达到人与自然的和谐统一。十二时辰养生是人与自然统一的具体体现，十二时辰养生术时时贯穿着养形与调神两方面的内容。

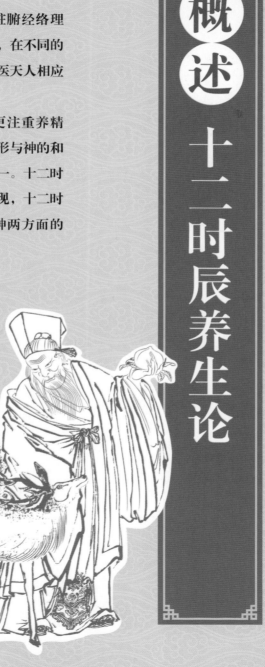

概述 十二时辰养生论

自然养生是
十二时辰养生的最高原则

天人合一的自然养生原则

天人合一是中医养生的基本原则，也是十二时辰养生的依据。中医认为，人是自然的一部分，人体的构成、经脉的循行都要遵循大自然的规律。

自然界的时间节律

整个宇宙都在一刻不停地按照相应的时间规律运行。

五运六气节律

中医的运气学说认为，自然界的气候每60年就会出现一个大的周期性变化。换言之，每隔60年，可能会出现相似的病症。

年节律

一年之中寒来暑往，春夏秋冬，二十四节气循环往复，形成了固定的节律。《黄帝内经·灵枢》中写道："春生、夏长、秋收、冬藏，是气之常也。"

月节律

月有阴晴圆缺，农历的月初、月中、月末或者说月亮的圆缺会对地球上的生物产生影响。

日节律

每天日出日落，气温不停地升降变化，如果把一天看作一年，则早上为春天，中午为夏天，傍晚为秋天，半夜为冬天。《黄帝内经·灵枢》中说："以一日分为四时，朝则为春，日中为夏，日入为秋，夜半为冬。"

人体生理上的时间节律

中医整体观认为，人与自然界是统一的整体，自然界的年、季、月、日、时的周期变化，影响着人们的生理、病理的周期变化。显而易见，养生就要顺应自然的时间规律。

"七八"节律

《黄帝内经》记载："女子七岁，肾气盛，齿更发长。二七……七七，任脉虚，太冲脉衰少，天癸竭，地道不通，故形坏而无子也。丈夫八岁，肾气实，发长齿更。二八……八八，则齿发去。"这里的"七七""八八"其实是人一生之中生命轨迹的阶段性过程，是生命中大的时间节律——所以中医有"少年治肾，中年治肝，老年治脾"之说。

月节律

月亮的圆缺对人类的健康、情绪及生理有着重要影响。比如女性的正常月经周期约为28天，十月怀胎，其实是280天，是按照一月28天来计算的。

七日周期节律

生命过程存在7天重复的周期性。东汉的医圣张仲景在《伤寒论》中提出了"六经传变"理论，并指出外感病多有七日自愈的规律。注意观察的人可能会发现，无论用药与否，我们的感冒往往需要7天或14天才能康复。手术后拆线的最佳时间是术后第7天；器官移植中的排异现象，常发生在手术后的第7、14、21或28天。

日节律

十二时辰节律，即日节律，就是指人体一昼夜中阴阳消长、盛衰的情况。最主要的原因是气血在十二经脉与脏腑中的运行。十二时辰养生即根据这一规律进行的。

人与自然在空间方面的相似性

自然界是一个大天地、大宇宙，人体则是一个小天地、小宇宙。人与自然之间除时间节律的相似性外，还存在空间方面的相似性。《黄帝内经·灵枢·邪客》说："天圆地方，人头圆足方以应之。天有日月，人有两目。地有九州，人有九窍。天有风雨，人有喜怒……地有山石，人有高骨。地有林木，人有募筋。地有聚邑，人有䐃肉。岁有十二月，人有十二节。地有四时不生草，人有无子。此人与天地相应者也。"这充分印证了"人法地，地法天，天法道，道法自然"这一观点，也说明了人与自然在本质上是相通的。

在人体结构的命名方面，也多用自然天体来命名，比如穴位的命名，人体正经的腧穴有365个（应一年365日之数），各有一定的部位和名称。《黄帝内经·素问·阴阳应象大论》说："气穴所发，各有处名。"腧穴的命名也反映一定的"人法地，地法天，天法道，道法自然"规律。

人处于自然之中，受自然界的影响，又与自然相应。顺应自然界的规律来养生，有助于防病治病，颐养天年，达到长寿的目的。

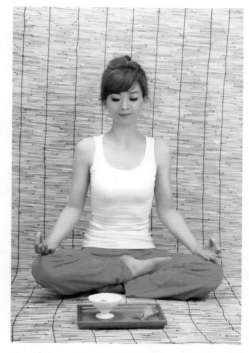

● 人在静坐的时候就可以慢慢体悟到人与自然的和谐。

形神统一的自然养生原则

形体为生命活动提供物质基础

形体，包括脏腑经络、肢体官窍、皮肉筋脉、气血津液等，是人体生命活动的物质基础。

人的形体来源于"精"，《黄帝内经·灵枢·本神》中指出："生之来谓之精，两精相搏谓之神。"说明人的生命是由父母之精交合孕育而成，先天之精是构成形体的物质基础，在男女之精结合孕育胎儿的同时，神也随之而生。

此处之神是指广义的神。生命之神产生后，还需要得到脾胃所化生的后天之精的不断滋养才能维持下去，并逐渐发育成长，即《黄帝内经·素问·六节藏象论》中所说："天食人以五气，地食人以五味，五气入鼻藏于心肺，上使五色修明，音色能彰；五味入口，藏于肠胃，味有所藏，以养五气，气合而生，津液相成，神乃自生。"可见，神者形之生，无形则神无根。

狭义之神，或者说精神状态与五脏关系较为密切。人体的生命活动以五脏为中心，五脏皆藏神，故有"五神藏"之称。"肝藏血，血舍魂；脾藏营，营舍意；心藏脉，脉舍神；肺藏气，气舍魄；肾藏精，精舍志。"（《黄帝内经·灵枢·本神》）

魂、意、神、魄、志均属狭义之神的范畴，而这些神志活动均以肝、脾、心、肺、肾所藏之血、营、脉、气、精为构成人体和人生命活动的物质基础。五脏精气充盛，则五神安藏守舍。同时，脏腑精气也是情志活动产生的内在基础，如"人有五脏化五气，以生喜、怒、悲、忧、恐"（《黄帝内经·素问·阴阳应象大论》）。

因此，无论从广义上还是从狭义上说，神都是以形作为物质基础的。由此也决定了神对形的依附，即神寓于形体之中，不能离开形体而独立存在。而且，神的功能也必须要在形体健康的情况下才能正常行使。故有"形体不敝，精神不散"（《黄帝内经·素问·上古天真论》）之说。所以，养生首先要有健康的形体。

精神主宰着人体的生命活动

前面说过，神有广义和狭义之分。广义的神，是指人的一切生命活动，包括面色眼神，言语声音，应答反应，肢体活动等内容；狭义之神则仅指人体的精神意识思维活动，包括魂、魄、志、意、思、虑、智等各种心理思维过程和喜、怒、忧、思、悲、恐、惊等情志变化。神以形为物质基础而产生，又主宰着人体的生命活动。

神为形之主。《黄帝内经》十分强调神对形的主宰作用，认为神虽由形所化，但反过来又作用于形，人体各脏腑组织器官的生理活动，均是在神的支配与调节下协调有序地进行。《黄帝内经·素问·灵兰秘典论》："心者，君主之官也，神明出焉。肺者，相傅之官，治节出焉。肝者，将军之官，谋虑出焉。胆者，中正之官，决断出焉。膻中者，臣使之官，喜乐出焉……肾者，作强之官，伎巧出焉。三焦者，决渎之官，水道出焉。膀胱者，州都之官，津液藏焉，气化则能出矣。凡此十二官，不得相失也。"这段话以古代统治机构的职能和分工来比喻和说明各脏腑器官的职能和作用，明确指出心是君主之官，主宰和支配其他脏腑器官，各个脏腑器官必须各司其职、协同运作，才能进行正常的生理活动。

中医理论所说的心是各个系统或要素有机结合、协同运作所产生的新的、更大的系统，它对其他各个系统起支配、统帅、决定的作用。中医所指的心是按照系统论原则得出的人体整体功能系统。由于形体只有在人体整体功能的主宰和统帅下才能存在，因此中医理论认为，形体也只有在心的主宰和统帅下才能存在。

情志的变化对形体产生重要作用。气血阴阳的协调，要靠精神的调摄。七情过激则会损伤形体，伤害人体的健康。所以七情发于心，应于五脏，喜伤心，怒伤肝，思伤脾，悲伤肺，惊恐伤肾。情志致病，内伤五脏，气血不和，阴阳失调。所以应保持心境平和，淡泊宁静，如此则可以使情志调畅，阴阳平衡，气机通畅，从而预防各种疾病的发生。

形神统一是养生的关键

形为神之体，神为形之主，形与神俱，尽终天年。神离不开形，形也离不开神。形是神的依托，神是形的主导。形与神是相互依存、互为存在的前提条件。形既不能离开神单独存在，神也不能离开形孤立存在。正是在相互依存中形与神呈现各自不同的规律性。

形与神的统一，是尽享天年的关键。神寓于形，形统于神。神伤则形伤，神亡则形亡，此所谓"失神者死，得神者生"。精神衰败，必显于形，如两目无神、面色无华、四肢乏力、食欲不佳、形体消瘦等。由于人体精神是由心神来主宰的，志、意、魂、魄皆归心神统辖，故有"心神乃形之大主"之说。因此，调养心神也就成为调摄形体的关键。所以，中医养生强调清静养神，因为"心静可以固元气，百病不生，百岁可活"（《遵生八笺》）。

善养生者必须保养精气，达到精气神的协调统一。

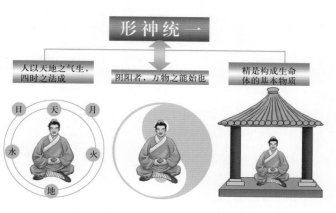

● 人与自然是统一的整体，只有形神统一才能健康长寿。

5

详解十二时辰养生法

所谓的十二时辰养生法，就是要我们每天按照自然规律来生活，即人体应该按生物钟在特定的时间做该做的事（衣食住行），以保养好我们的先天真元，才能不生病或少生病，达到健康长寿的目的。

《黄帝内经》中的十二时辰养生法

时辰养生并不是什么新生事物，早在2200多年前就有了这一养生方法。时辰养生理论来源于我国现存最早的一部医学

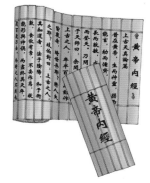

理论著作《黄帝内经》，书中提到"上古之人，其知道者，法于阴阳，和于术数，食饮有节，起居有常，不妄作劳，故能形与神俱，而尽终其天年，度百岁乃去"。大意是人体是自然界的产物，人体内部又是一个统一的整体，人与自然和谐统一，并受自然界的影响。人必须要顺应自然界时间和气候的变化，如果违背了它，就会生病。

概括来说，《黄帝内经》主要提出

了以下养生原则，也是与时辰养生密切相关的养生方法。

效法阴阳，顺应自然

人健康长寿的重大差异究竟是什么原因引起的，这是黄帝对于生命的疑问，也是古今追求长生不老的人努力探求的问题。"故阴阳四时者，万物之终始也，死生之本也，逆之则灾害生，从之则苛疾不起，是谓得道。"《黄帝内经》告诉我们：养生就是养成一种健康的生活习惯，健康的生活习惯就是在普普通通的日常生活中处处按照"法于阴阳，和于术数"，即顺应自然规律去生活。

饮食定时、定量

饮食有节，就是饮食要有节制。这里所说的节制，包含两层意思：一是指

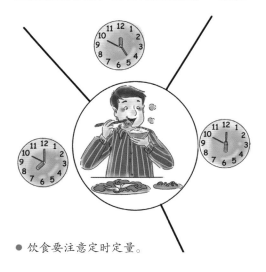

● 饮食要注意定时定量。

进食的量，二是指进食的时间。饮食有节，即进食要定时、定量。

此外，古代懂得养生之道的人，还强调饮食禁忌等；食物要干净卫生，不吃有害于身体的食物。

起居有规律

按时作息是起居养生的基本要求。《黄帝内经》谓之"起居有常"，也就是说生活作息要有一定的规律，这样才有利于身心健康。

昼夜变化对人体具有重要影响，中医认为，昼为阳，夜为阴，阴阳消长呈周而复始的节律变化。人的作息习惯应顺应昼夜阴阳变化的规律，才有利于身心健康。这一观点与现代医学所倡导的生物钟学说大体吻合。

不过度劳作

就是说劳动、运动要不过度，要注意休息。也就是要守常规，要适度，既不要太过，也不要不及。古代养生家提出，人常宜小劳。

形神合一

形神合一，神离不开形，形也离不开神。形是神的依托，神是形的主导。在形神合一基础上，人才能预防疾病的发生，"尽终其天年，度百岁乃去"。

关于十二时辰养生的最早记载

相传明代石室道人著有《二六功课》（清代养生学家称为《十二时无病法》）一书，其内记录了自辰至卯共十二节，各有其养生调摄方式。这是按时辰进行养生的最早记载。

这一学说出自道家导引术，内容涉及起居、饮食、养性、调神等诸多方面。《二六功课》的核心精华是指导我们按照时辰的变化采取合适的养生方式，且所采取的养生方式简便易行，具有可操作性，如栉发（梳头）百余遍等，值得后世借鉴。

为了让大家更好、更准确地理解，现摘录原文，供大家参考。原文如下。

撒开两手，鱼跃鸢飞。打破桶底，中流自在。此是转身向上一路，还从法外护持。所以饥食困眠，假借四大。行住坐卧，不离色身。但令二六时中，随方作课，使生气流行，身无奇病。只此着衣吃饭，家风便是空假。中观正局。

辰 夙兴，整衣襟，坐明窗中，调息受天气，进白汤一瓯，勿饮茶，栉发百余遍，使疏风、清火、明目、去脑中热。盥漱毕，早餐宜粥，宜淡素。饱，徐行百步，以手摩腹，令速下食。天气者，亥子以来真气也。静而清，喧而浊，故天气至巳午而微矣。

巳 读书或《楞严》，或《南华》，或《易》一卦，循序勿泛滥。勿妄想，勿聚谈，了大义，知止，勿积疑。倦即闭目，咽津数十口。见宾客，寡言以养气。

午 坐香一线毕，经行使神气安顿。始饭，用素汤。当饥而食，未饱先止。茶涤口腻，漱去乃饮。多行步，少坐，勿伛。胸中闷则默呵气二三口。凡饮食之节，减满受虚，故当饥，节其满；未饱，留其虚。

未 猎史，看古人大局。穷事理，流览时勿务。事来须应遇，物来须识破。勿昼卧，无事无物，不妨事物之来。涉猎流览，都是妙门生趣，读书人日用不知。

申 朗诵古人得意文一二篇。引满数酌，勿多饮，令昏志。或吟名人诗数首，弄笔仿古帖，倦即止。吟诵浮白，以主真气，也是张颠草书，被酒入圣时也。

酉 坐香一线，动静如意。晚餐宜早，课儿子一日程，如法即止。小饮，勿沉醉陶然。热水濯足，降火除湿，暮漱，涤一日饮食之毒。

戌 灯夜默坐，勿多思多阅，多思伤心，多阅伤目。坐勿过二更，须安睡，以培元气。卧必侧身，屈上一足。先睡心，后睡眼。睡心是正法，睡眼是观法。

亥子 亥末子初，婴始孩也，一身元气，于焉发陈。当其机候，起坐拥衾，虚心静宁，无为而行，约香一线，固其命门。精神日余，元气大盈，醒而行之，难老而长存也。

丑寅 丑寅间，精气发生时也。勿酣睡，静守，令精住其宅，或转侧卧如弓，气亦周流不漏泄。如句萌不折，迎生气也。

卯 醒见晨光，披衣坐床，叩齿三百转动两肩，调其筋骨，以和阴阳，振衣下榻，俾勿滥觞。

——（明）石室道人撰

子午流注是时辰养生的理论依据

古代将一昼夜24小时分为十二时辰，十二时辰的命名分别对应十二地支，即"子、丑、寅、卯、辰、巳、午、未、申、酉、戌、亥"。

子午流注，是中医关于时间的重要医学研究之一，其中的子午是指时辰，即子时和午时，流是流动，注是灌注。子午流注理论是把一天24小时分为十二个时辰，对应人体十二脏腑的气血运行及五输穴的开合。就是说人体内的气血按照固定的时间规律在人体周流出入。子午流注是十二时辰养生的理论依据。

子午流注理论最早应用于针灸方面，是针灸按时取穴的一种取穴方法。《针灸大成》中提到："刚柔相配，阴阳结合，气血循环，时穴开阖。气血应时而至为盛，气血过时而去为衰。逢时

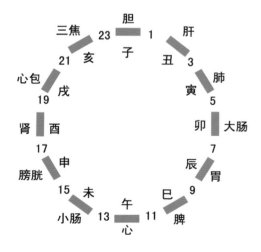

● 子午流注与时辰脏腑对应图。

而开，过时为阖。泄则乘其盛，即经所谓刺实者刺其来。补者随其去，即经所谓刺虚者刺其去，刺其来迎而夺之，刺其去去随而济之。"按照这个原则取穴，以取其更好的疗效，这就叫子午流注法。

用通俗的意思来解释，就是把一天分成12个时辰，每个时辰对应一条经脉，每条经脉又联系着相应的脏腑。

人在自然界中，是一个适应周围环境的完整有机体，外界气候的温热寒冷和朝夕光热的强弱，对人体十二经脉的流注有着不同程度的影响。因此，选择经脉对应的时间来针灸会达到事半功倍的效果。

同样的道理，也可以按照对应的时间来养生，以达到保养身体的目的。从现代医学角度来看，依赖于时间的生物学过程相当普遍。如人的体温、血糖、基础代谢、经络电位等都会发生昼夜变化。所以，时辰养生法是很有科学依据的。

十二时辰养生法的可操作性

与其他养生不同，十二时辰养生便于人们在日常生活中去操作，比如卯时（早上5：00～7：00），大肠经气血最旺，此时最重要的养生方式就是排出体内的大便。辰时（早上7：00～9：00）足阳明胃经当令，此时应当进食早餐。

这些完全是一种生活习惯，这种习惯一旦养成，以后按部就班地进行即可，不用刻意地去记忆。

十二时辰养生的实质

十二时辰养生一方面是在对应的时辰选择合适的养生方式，以达到防病、健身、延年、益寿的目的。

另一方面，十二时辰与人体的脏腑经络密切相关。而养生的最终目的是使脏腑功能正常发挥，经络气血流畅。所以，十二时辰养生其实质是在特定的时间养该时辰对应的经络和脏腑。

十二时辰与经络的关系

十二时辰分别对应人体的十二经络。中医认为，经络可以"行血气、营阴阳、处百病、决生死"。可以说，人体经络的每一个穴位都是一服灵丹妙药，关键是看我们能否发现和运用它。

养经络就是保证经络的气血流畅而不瘀阻，其方法为根据人体的经络循行走向，用合适的方式如按摩、拍打、

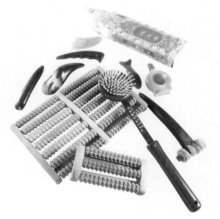

● 按摩、刮痧、艾灸所使用的工具。

9

穴位点压、刮痧、拔罐、针灸等方式来疏通经络，并配以适当的食疗，从而保持整个人体经络的平衡状态，使气血流畅，从而防止疾病的发生，促进疾病的痊愈。

十二时辰与脏腑的关系

每一条经络都联系着特定的脏腑。脏腑养生要保证脏腑活动的物质基础充足，功能活动正常。中医认为，脏腑是人体生命活动的中心。脏腑活动的物质基础是气、血、精、津液。这些物质通过经络运行到全身组织器官。所以经络与脏腑结合成一个既有分工、又互相配合的有机统一体。

调养脏腑的方法

调养脏腑要根据脏腑的功能特点来进行。常用的方法主要有饮食、药物、起居、运动等。还要协调这几者之间的关系，防止偏盛或偏衰。

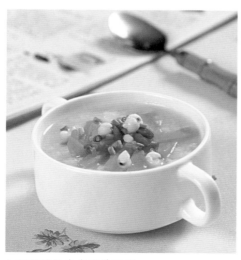

● 可通过饮食来调养脏腑。

根据脏腑之间的表里关系，调养脏腑时还要考虑与之相表里的脏腑之间的关系。比如，肺与大肠相表里，肺主宣发和肃降，大肠有传导变化之功，若肺的功能不好则津液不能下达，大便困难。反之，大肠功能不好，则影响肺气的宣发和肃降，导致打嗝等。

因此，根据肺与大肠相表里的关系，养肺时要考虑到大肠以通为顺的特点，要保证大便的通畅，这样才有助于更好地调养肺。

换言之，某一时辰养的不单单是相关的经络和脏腑，而养的是人的整体。所以，千万不要狭隘地认为时辰养生就是在某个时辰去吃、去睡等。

十二时辰对应的常见病

十二时辰对应人体的十二条经脉，而这些经脉又和人体的五脏六腑相配。根据经络与脏腑的生理特点，不同的时辰有不同的常发病和多发病，对此有所了解，有助于未病先防，也有助于在相应的时辰缓解相关的疾病，以提高疗效。

◎子时对应胆经：容易发生胆结石、偏头痛、口苦、目眩、疟疾、颈痛、目外眦痛、缺盆部肿痛、腋下肿、胸肋股及下肢外侧痛、足外侧发热等症。

◎丑时对应肝经：容易发生痛经、腰痛、小便不通、疝气、小腹胀、遗溺、胸满、呕吐等症。

◎寅时对应肺经：此时容易发生咳嗽、

气喘、少气不足、咯血、咽喉肿痛、伤风、胸部胀满、缺盆部及手臂内侧缘痛、肩背部寒冷疼痛等症。

◎卯时对应大肠经：易发生便秘、腹泻、腹痛、肠鸣、痢疾、咽喉肿痛、齿痛、鼻流清涕或出血；本经循行部位疼痛、热肿等症。

◎辰时对应胃经：易发生胃痛、呃逆、肠鸣、腹胀、水肿、胃寒呕吐或消谷善饥、口㖞、咽喉肿痛、鼻出血等；本经循行部位疼痛、肿胀等症。

◎巳时对应脾经：易发生便溏、黄疸、身体沉重无力、厥冷、胃痛、腹胀、食则呕、打饱嗝、舌根强痛、膝股部内侧肿胀等症。

◎午时对应心经：易发生心痛、咽干、口渴、目黄、胁痛、上臂内侧痛、手心发热等症。

◎未时对应小肠经：易发生小腹痛、腰脊痛引睾丸、耳聋、目黄、颊肿、咽喉肿痛、肩臂外侧后缘痛等症。

◎申时对应膀胱经：易发生小便不通、遗尿、癫狂、疟疾、目痛、见风流泪、鼻塞多涕、鼻出血、头痛、项背腰臀部以及下肢后侧本经循行部位疼痛等症。

◎酉时对应肾经：易发生咯血、气喘、舌干、咽喉肿痛、腰痛、水肿、大便秘结、泄泻、脊股内后侧痛、软弱无力、足心热等症。

◎戌时对应心包经：易发生心痛、胸闷、心悸、心烦、癫狂、腋肿、肘臂拘急、掌心发热等症。

◎亥时对应三焦经：易发生腹胀、水肿、遗尿、小便不利、耳聋、耳鸣、咽喉肿痛、目外眦痛、颊肿、耳后肩臂肘部外侧疼痛等症。

时辰常见病主要是因为当该时辰的气血流注到某经络和脏腑定位，若该经络或脏腑发生不畅或异常情况，这时，若气血流通就会受到影响，从而在该时辰发出信号。因此，某一时辰的常见病也可以通过在该时辰借助人体气血之力促进痊愈。

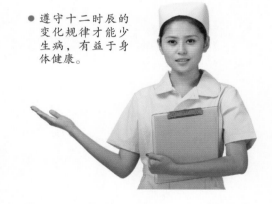

● 遵守十二时辰的变化规律才能少生病，有益于身体健康。

养生看点聚焦

中医对疾病的认识

在中医重要经典《金匮要略》开篇中提到，人之所以得病主要是因为经脉流通不畅。书中说："千般疢难，不越三条：一者，经络受邪，入脏腑，为内所因也；二者，四肢九窍，血脉相传，壅塞不通，为外皮肤所中也；三者，房室、金刃、虫兽所伤。以此详之，病由都尽。"

最常见的中医养生法

 不治已病治未病

《黄帝内经·素问·四气调神大论》说："是故圣人不治已病，治未病；不治已乱，治未乱，此之谓也。夫病已成而后药之，乱已成而后治之，譬犹渴而穿井，斗而铸锥，不亦晚乎？"就是说上等的医生不仅懂得治疗已经得的病，而且更重视预防疾病于未然。"不治已病治未病"与我国医药卫生界所倡导以"预防为主"的思想是一致的。

如今，"治未病"这一理念已成为中国传统健康文化的核心理念之一，其倡导的珍惜生命、注重养生、防患于未然的理念，越来越被人们所接受。那么怎样治未病呢？概括起来有以下几点。

◎调摄精神：精神情志活动是脏腑功能活动的体现。突然强烈的精神刺激，或反复、持续地刺激，可以使人体气机紊乱，气血阴阳失调而发病，而在疾病的过程中，情志变动又能使疾病恶化。因此，调养精神就成为养生的第一要务。

中医养生十分重视精神调养，要求人们做到"恬淡虚无"。"恬"是安静；"淡"是愉快；"虚"是虚怀若谷，虚己以待人；"无"是没有妄想和贪求，即具有高尚的情操，无私寡欲，

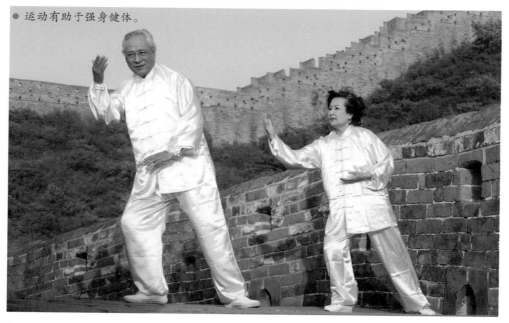
● 运动有助于强身健体。

心情舒畅，精神愉快，则人体的气机自然调畅，气血平衡，正气旺盛，就可以减少疾病的发生。

◎锻炼身体："生命在于运动"。人体通过运动，可使气机调畅，气血流通，关节疏利，增强体质，提高抗病力，不仅可以减少疾病的发生，促进健康长寿，而且对某些慢性病也有一定的缓解作用。

◎生活起居应有规律：饮食有节、起居有常、顺应自然规律；此外，养生还要注意劳逸结合，适当的体力劳动，可以使气血流通，促进身体健康。过劳可以耗伤气血，过逸又可使气血阻滞，而发生各种疾病。

❀ 顺时养生法

所谓顺时养生是根据时间的变化，顺应气候的变化，"不违于时"。

最常用的时间养生是根据一天内人体气血的运行特点进行养生，称为"时辰养生"。另一种是根据一年四季的气候变化来养生，称为"四季养生"。

▌时辰养生法

时辰养生是根据一日之中时间的变化采取合适的养生方式。十二时辰养生的原理是根据人体的气血流通和脏腑生理功能与特点来养生。

▌四季养生法

四季养生是根据自然界四季气候的变化规律采取相应的养生方法，即顺应自然界的变化来保持身体健康，以延年益寿。

春季养生

春属木，此时正值肝胆两经。春季天地之间的生发之气始动，万物因而欣欣向荣，此时应使人体尽量从自然界中汲取生气，并动员机体的阳气，化生气血、津液等，以补充冬季的消耗。拍打肝胆经，调畅情志是春季养生的重点。

夏季养生

夏季是自然界中阳气渐盛、树木茂盛的季节，夏属火，正值心、小肠经。此时应坚持早起床，去室外锻炼身体，使阳气宣发于外，来顺应夏令阳气的特点。但是到了盛夏，就要注意防暑降温了，特别是心火。

秋季养生

秋季阴气渐进，气候转凉，此时要早卧早起，收敛心神，从而顺应秋令自然的特点。秋属金，正值肺与大肠经。燥是秋季的主要天气，燥邪易伤肺津，影响肺的宣发肃降功能，所以秋季养生应当注意燥邪伤肺，可在室内放加湿器或床头挂湿毛巾来增加空气的湿度。

冬季养生

冬季阳气深伏于内，万物的生机潜藏起来，此时应早睡晚起，避开清晨、黎明的寒气，适当进食热饮，增加衣被以驱寒，但是应注意不可过热而致大汗，使阳气随汗而脱。冬季要保暖，特别是腰背部，因为"腰为肾之府"，所以冬季养生以不损阳气为主，并要适度活动，以达到气血阳气藏而勿夺的效果。

调摄起居养生法

起居对健康的影响

古代养生家认为，人们的寿命长短与能否合理安排起居作息有着密切的关系。《黄帝内经·素问·上古天真论》说："饮食有节，起居有常，不妄作劳，故能形与神俱，而尽终其天年，度百岁乃去。"可见，自古以来，我国人民就非常重视"起居有常"对人体的保健作用。人生活在自然界中，与之息息相关。因此，人们的起居休息只有与自然界阴阳消长的变化规律相适应，才更有益于健康。

孙思邈说："善摄生者卧起有四时之早晚，兴居有至和之常制。"也就是古人所说的"日出而作，日入而息"，这样可以起到保持阴阳运动平衡协调的作用。也就是说善于养生者，会根据季节变化和个人的具体情况制订出符合生理需要的作息时间，并养成按时作息的习惯，使人体的生理功能保持在稳定平衡的良好状态中，这就是"起居有常"的真谛所在。

顺时起居，劳逸适度

古代养生家认为，平旦之时（早晨）阳气始生，到日中之时，则阳气最盛，黄昏时分则阳气渐虚而阴气渐长，深夜之时则阴气最为旺盛。人们应在白昼阳气旺盛之时从事日常活动，而到夜晚阳气衰微的时候，就要安卧休息。

所谓"劳"，不仅指体力劳动，还包括脑力劳动，科学用脑也是养生保健的重要方面。科学用脑，就是用脑的劳逸适度问题，它要求人们勤于用脑，注重训练脑力的功能和开发其潜能，又要注重对脑的保养，防止疲劳作业。

衣着不失四时之节

由于四季气候的变化各有一定的特点，所以脱穿衣服时必须不失四时之节。《老老恒言·燕居》说："春冰未泮，下体宁过于暖，上体无妨略减，所以养阳之生气。"意思是春季阴寒未尽，阳气渐生，早春宜减衣不减裤，以助阳气的升发；夏季阳热炽盛，适当地脱减衣服，是避其炎热的最佳方法；秋季气候转凉，也要注意加衣，但要避免一次加衣过多；冬季"宜寒甚方加棉衣，以渐加厚，不得一顿便多，唯无寒而已"。

人们应当做到"量体裁衣"，保障

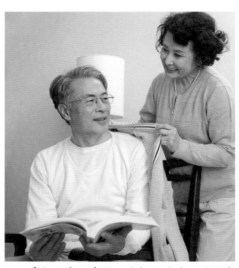

● 四季气候寒温有别，应根据需要及时添减衣服，以防疾病。

衣着有利于气血运行。不可片面追求线条美和造型，衣着和服饰不应过紧过瘦。相反，衣着过于肥大、襟袖过长，则不利于保暖，也不便于活动。

中医饮食养生法

"民以食为天"，饮食是补充营养的必要手段，也是养生的重要方式之一。但是，由于食物的味道各有不同，对脏腑的营养作用也有所侧重。《黄帝内经·素问·至真要大论》中说："五味入胃，各归所喜，故酸先入肝，苦先入心，甘先入脾，辛先入肺，咸先入肾，久而增气，物化之常也。"

此外，食物对人体的营养作用，还表现在其对人体脏腑、经络的选择性上，即通常所说的"归经"问题。例如，茶入肝经，梨入肺经，大米入脾、胃经，黑豆入肾经等，有针对性地选择适宜的饮食，对人体的营养作用更为明显。

膳食搭配要合理

食不可偏，要合理配膳，全面营养；食物的种类多种多样，所含营养成分各不相同，只有做到合理搭配，才能使人体得到各种不同的营养，以满足生命活动的需要。因此，全面的饮食，适量的营养，乃是保证生长发育和健康长寿的必要条件。人们必须根据需要，兼而取之。这样调配饮食，才能满足人体的营养需求，有益于健康。

另外，中医将食物的味道归纳为：酸、苦、甘、辛、咸五种，统称"五味"。五味不同，对人体的作用也各有不同。五味调和，才有利于健康。

饮食要有节制

《吕氏春秋》记载"食能以时，身必无灾，凡食之道，无饥无饱，是之谓五脏之葆"，说的就是进食要定量、定时。此外，还应注意饮食卫生，防止病从口入。

进食宜缓不宜急

进食宜缓是指吃饭时应该从容缓和、细嚼慢咽。《养病庸言》说："不论粥饭点心，皆宜嚼得极细咽下。"这样进食，既有利于各种消化液的分泌，使食物易被消化吸收；又能稳定情绪，避免急食暴食，保护肠胃。

进食期间要专心

进食时，应该将头脑中的各种琐事尽量抛开，把注意力集中到饮食上来。这样既可品尝食物的味道，又有助于消化吸收，更可以有意识地使谷物、蔬菜、肉、蛋等食物综合起来，做到"合理调配"。

食后可以进行的活动

俗话说："饭后百步走，能活九十九。"《摄养枕中方》中说："食止，行数百步，大益人。"进食后，活动身体，有利于胃肠蠕动，促进消化吸收，而尤以散步为最好的活动方式。食后还要漱口，以保证口腔的清洁。

调理经络养生法

经络系统的构成

经络系统是一个由经脉和络脉共同组成、相互联系、彼此连接而成的体系。其中经脉系统包括我们常说的十二正经、奇经八脉，以及附属于十二经脉的十二经别、经筋、皮部等。

经络的主要功能

联络人体各部位

中医认为，经络有着联系脏腑、沟通内外、运行气血、营养全身、抗御病邪、保卫机体等作用。人体的五脏六腑、四肢百骸、五官九窍、皮肉筋骨等组织器官，之所以能保持相对的协调与统一，完成正常的生理活动，完全是依靠经络系统的联络沟通而实现的。经络中的经脉、经别与奇经八脉、十五络脉，在人体上纵横交错，入里出表，通上达下，联系人体各脏腑组织；经筋、皮部联系着肢体的筋肉皮肤；而浮络和孙络则联系着人体的各细微部分。

运行气血

气血是人体生命活动的物质基础，人体内的各组织器官只有得到气血的温养和濡润才能完成正常的生理功能。经络是人体气血运行的通道，可将各种营养物质输布到全身各组织器官，使脏腑组织得以营养，筋骨得以濡润，关节得以通利。另外，气血正是通过经脉通向五脏六腑、形体官窍的。

常用的经络刺激法

调理经络有很多种方法，如针灸、拔罐、刮痧、推拿按摩、气功等。民间有"刮痧拔罐，病好一半"的说法，并且这些方法安全有效，很适合日常养生保健用。调理经络不拘泥于传统的针灸、拔罐、按摩，除此之外，我们还可以在日常生活中注意经络养生，如饮食五味、与时间相关的四季经络养生和十二时辰养生、经络保健操等。

长期坚持进行经络按摩、刮痧、拔罐，可改善身体不适。不过经络保健也只是许多种身体保健方法的一种，它和运动、饮食均衡、充足睡眠、精神愉悦、良好习惯、有规律的生活等产生的保健作用一样，只能解决它能够解决的问题。许多人不懂这个道理，只单一地吃药，或者单一地按摩，而其他不好的生活和饮食习惯仍然不改变，这样就无法达到预期的效果。

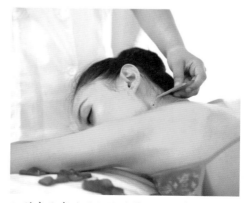

● 刮痧具有疏通经络的作用，是中国传统的自然养生法。

音乐养生法

养生既要养形体又要调摄精神。调摄精神有许多方式，如书法、绘画、下棋等，但音乐是调神最有效的方式。音乐养生主要是通过音乐的节奏和生命的节奏相互交融与相互影响。音乐可动荡血脉，通畅精神和正心、静心。

据《黄帝内经》记载，五音与人五脏相连，又与五行有不谋而合之处。

五行：金、木、水、火、土

五脏：肺、肝、肾、心、脾

五音：商、角、羽、徵、宫

人体不同的脏器需要通过不同的音乐来调适。

角调音乐养肝

角调式乐曲构成了大地回春、万物萌生、生机盎然的旋律，曲调亲切爽朗，具有"木"之特性，可入肝。代表曲《胡笳十八拍》。如果长期被一些烦恼所困扰，肝脏就会使体内本该流动的气处于停滞状态，产生忧郁、易怒、口苦、舌边部溃疡、眼部干涩、胆小、容易受惊吓等现象。

徵调音乐养心

徵调式乐曲，旋律热烈欢快、活泼轻松，构成层次分明、情绪欢畅的感染气氛，具有"火"之特性，可入心。代表曲《紫竹调》。如果有心慌、胸闷、胸痛、烦躁、舌尖部溃疡等症状，晚上睡觉前，不妨听上一段《紫竹调》，让心气平和下来，对补益心脏有很好的效果。

宫调音乐养脾

宫调式乐曲，风格悠扬沉静、淳厚庄重，有如"土"般宽厚结实，入脾。代表曲《十面埋伏》。

暴饮暴食、思虑过度等都会使脾胃负担过重而产生腹胀、便稀、口唇溃疡、肥胖、胃下垂等不适。欣赏该乐曲适宜在进餐期间，或餐后1小时内，在乐曲的刺激下，能有节奏地对食物进行消化和吸收。

商调音乐养肺

商调式乐曲，风格高亢悲壮、铿锵雄伟，具有"金"之特性，可入肺。代表曲《阳春白雪》。由于肺和外界接触频繁，污染的空气和各种致病的细菌很容易袭击肺脏，引起咽喉部溃疡疼痛、咳嗽、鼻塞、气喘、感冒等症状。

羽调音乐养肾

羽调式音乐，风格清纯，凄切哀怨，苍凉柔润，如天垂晶幕，行云流水，具有"水"之特性，可入肾。代表曲《梅花三弄》。当身体内的其他器官缺少足够能量时，通常从肾中抽调，久而久之，肾的能量就会处于匮乏的状态，从而产生面色黯淡、尿频、腰酸、黎明时分腹泻等现象。上午7：00～11：00是一天中气温持续走高的时段，在这个时段里，体内的肾气也会受外界的感召，在乐曲的刺激下，可以促使肾中精气隆盛。

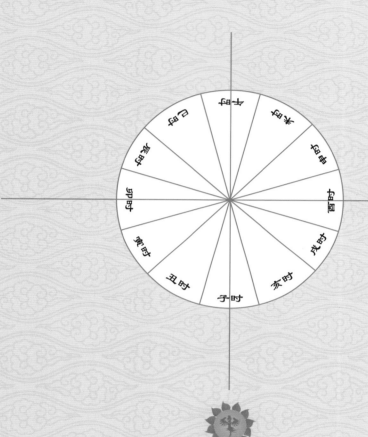

23：00～1：00

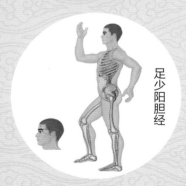

足少阳胆经

子时对应人体的经络是足少阳胆经，对应的脏腑为胆。胆主少阳春升之气，具有升发之性，全身之阳气全靠胆来发动。胆性喜清静，所以子时养生，既要照顾胆的喜宁静之性，又要助其生发一身之阳气。因此，子时养生对人体来说是至关重要的。保证睡眠质量则是子时养生的重点，而失眠则是子时养生的最大障碍，积极预防、缓解失眠是子时养生的重要保证。

此外，再配合经络按摩、穴位点压、药膳等养生方法对胆及胆经进行调养，可提高子时养生的效果。

值得注意的是：子时养生并不能狭隘地理解为夜间23：00~1：00进行的养生，凡是对胆及胆经有利的养生方法均可称为子时养生，如经络养胆、饮食起居养胆、按压穴位养胆等。

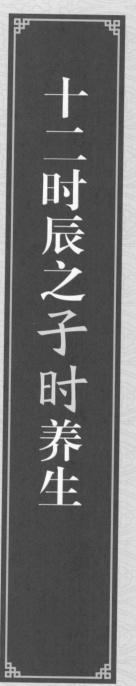

十二时辰之子时养生

第一章

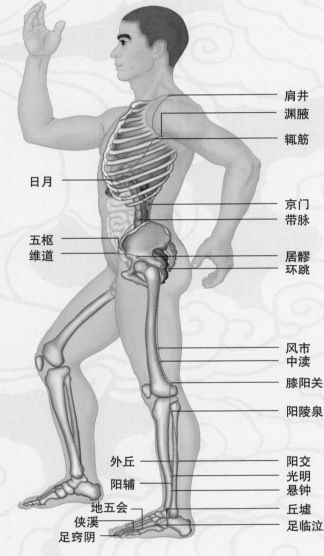

子时应养 **足少阳胆经**

肩井
渊腋
辄筋

日月

京门
带脉

五枢
维道

居髎
环跳

风市
中渎

膝阳关

阳陵泉

外丘　　　　阳交
　　　　　　光明
阳辅　　　　悬钟

地五会　　　丘墟
侠溪　　　　足临泣
足窍阴

承灵
正营
目窗
本神
头临泣
颔厌
阳白

瞳子髎
上关
听会
曲鬓
率谷

悬颅
悬厘

天冲
浮白
脑空
头窍阴
风池
完骨

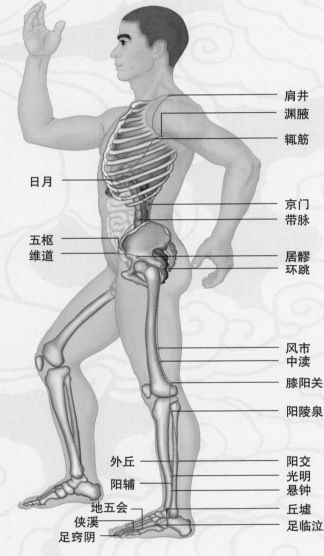

20

胆足少阳之脉，起于目锐眦，上抵头角，下耳后，循颈，行手少阳之前，至肩上，却交出手少阳之后，入缺盆；其支者，从耳后入耳中，出走耳前，至目锐眦后；其支者，别锐眦，下大迎，合于手少阳，抵于𫘜（音"卓"），下加颊车，下颈，合缺盆，以下胸中，贯膈，络肝属胆，循胁里，出气街，绕毛际，横入髀厌中；其直者，从缺盆下腋，循胸，过季胁，下合髀厌中，以下循髀阳，出膝外廉，下外辅骨之前，直下抵绝骨之端，下出外踝之前，循足跗上，入小趾次趾之间；其支者，别跗上，入大趾之间，循大趾歧骨内出其端，还贯爪甲，出三毛。

——《黄帝内经·灵枢·经脉》

　　足少阳胆经从头走向足贯穿全身，是人体分布复杂的经络之一，可以称为"一主干四分支"，即贯穿全身的主干和耳部分支、眼外角分支、缺盆部直行分支及足背分支，并在足背处接足厥阴肝经。

　　其中，在体表的定位主要集中在两端，即头部两侧和足背部。因此，梳头和泡脚是疏通胆经气血的主要方式之一。

对应脏腑——胆

胆主决断

　　《黄帝内经·素问·灵兰秘典论》记载："胆者，中正之官，决断出焉。"胆在精神意识和思维活动过程中，具有判断事物、作出决定的作用。胆主决断，对防御和消除某些精神刺激（如大惊大恐）的不良影响，维持和控制气血的正常运行，确保脏器之间的协调关系有着重要的作用。

胆汁可助消化

　　胆的分泌物是胆汁，胆汁对脂肪的消化吸收作用很强，还能促进多种脂溶性维生素的吸收。胆汁经由胆贮藏并将其排入肠道帮助食物消化。

胆能助肝疏泄以调畅情志

　　肝与胆相表里，肝主谋虑，胆主决断，两者相互为用，关系密切。胆可以帮助肝疏泄来达到调节脏腑气机的目的，肝胆的关系非常密切，所以人们往往把肝胆并称"肝胆相照"。胆的功能正常，则其他脏腑均可以正常发挥功能，故《素问·六节脏象论》中说："凡十一脏取决于胆。"

疏通胆经的按摩法

子时养生重点就是养胆经，胆经畅通，全身轻松，疾病少生。下面就为大家推荐两种胆经的保健按摩方法，以帮助大家通过按摩而达到子时养生的目的，促进人体向健康状态发展。

敲打胆经，改善胆结石

定位 下肢上半部分，也就是从臀部到膝关节下端的这一段，腿部外侧正中间线上，近似于裤子外缝的定位。

取穴 环跳、风市、中渎、膝阳关、阳陵泉。

做法 ❶ 手握空拳，用拇指一侧或掌面一侧从臀部自上而下顺着胆经循行部位缓慢拍打，直到膝关节下方，穴位处重点拍打（图①、图②）。

❷ 身体左右两侧的胆经都要拍打，每侧每次至少5分钟，以每秒大约2下的节奏拍打，每个穴位50次，每天拍打1~2次，以大腿两侧微发热为宜。

作用 ◎疏通胆经气血，清除瘀滞，促进胆汁分泌。尤其对于脂肪肝和胆结石患者，效果最佳。

◎每天上午尤其是早上，敲打胆经最为适宜，可以激发肝胆活力、排毒、通便。

屈指梳头好处多

做法 双手十指屈曲，呈爪状，从额头部位向头后部按摩，或者做梳理头发的动作（图③、图④）。

作用 ◎通过梳头刺激头部穴位，可以通经活络，促进气血循行，调节大脑的供血供氧量，缓解大脑疲劳。尤其是对疏通胆经的气血效果更佳，因为胆经在头部所占范围最大。

◎恢复大脑活力，提高大脑的灵敏度和思维能力，使大脑思维敏捷而稳定，专注而条理清晰，延缓大脑功能衰退，增强记忆力。

◎经常梳头，还可以使头发根血液循环加快，毛母细胞和毛母色素细胞得到充分营养，使头发坚固、发色黑润，有利于保护黑发，减少白发或脱发。

◎促进睡眠。北宋大文学家苏东坡说："梳头百余下，散发卧，熟寝至天明。"

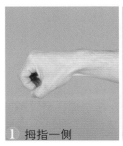

① 拇指一侧

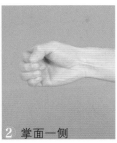

② 掌面一侧

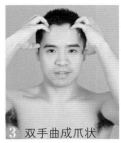

③ 双手曲成爪状

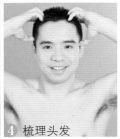

④ 梳理头发

胆经上的特效保健穴

对胆经上穴位进行良性刺激，能有效疏通胆经，确保健康，这一点完全符合子时养生的基本要求。下面就介绍几个特效穴位的点压方法，以帮助大家有效改善不适症状。

环跳——疏通胆经的要穴

定位 位于臀部，股骨大转子后上方凹陷处。侧卧屈股，在股骨大转子突起点与骶管裂孔连线的外

1 点压环跳

1/3 与中 1/3 的交点处取穴。或于髂后上棘，坐骨结节与股骨大转子突起部连线所围成的三角形区的中央处定穴。

做法 拇指指尖用合适力度点压（图①）。

作用 ◎疏通胆经气血，强健腰膝。

◎缓解腰胯疼、半身不遂、坐骨神经痛等。

风市——熄风止痒的特效穴

定位 位于大腿外侧部的中线，与腘横纹水平线上7寸交点，或直立时自然垂手，中指尖处即穴位所在。

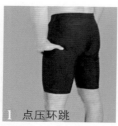

2 点压风市

做法 拇指指尖用合适力度点压（图②）。

作用 ◎疏通胆经，熄风止痒。

◎缓解中风半身不遂、下肢痿痹、遍身瘙痒、脚气等病症。

日月——帮助对抗胆囊炎等

定位 位于上腹部，乳头直下第7肋间隙，前正中线旁开4寸处。

做法 拇指指尖用合适的力度点压（图③）。

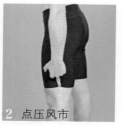

3 点压日月

作用 ◎利胆疏肝，降逆和胃。

◎主治胁肋疼痛胀满、胃脘疼痛、呕吐、吞酸、呃逆、腹胀、多唾、黄疸等病症。

阳陵泉——清除胆火的保健穴

定位 侧卧或仰卧，位于人体的膝盖斜下方，小腿外侧的腓骨小头稍前凹陷中。

做法 拇指指尖用合适的力度点压（图④）。

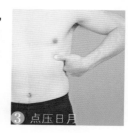

4 点压阳陵泉

作用 ◎疏泄肝胆、清利湿热、舒筋健膝。

◎缓解胆囊炎、胆结石、肝炎、黄疸、口苦、呃逆、呕吐、胁肋疼痛等肝胆病症。

◎缓解下肢痿痹、膝盖肿痛等病症。

中医三大外用养生法——
刮痧、拔罐、针灸

刮痧、拔罐、针灸可滋养胆经，还可缓解相关的胆病，只要方法正确，即可治病强身。另外，还具有提高睡眠质量、缓解失眠问题的作用。

治疗失眠的刮痧疗法

定位 头颈部、背部、上肢、下肢。

取穴 百会、印堂、太阳、大椎、大杼、膏肓、神门、内关、三阴交、足三里、申脉。

做法 ❶ 刮百会、印堂、太阳，用泻法刮至皮肤出现痧痕。

❷ 刮大椎、大杼、膏肓，用泻法刮至皮肤出现痧痕（图①）。

❸ 刮神门、内关，至皮肤出痧即可（图②）。

❹ 刮三阴交、足三里、申脉，至皮肤出痧即可。

作用 镇定安神，调理阴阳。

贴心提醒

◎刮痧对缓解失眠的作用较强，但必须掌握方式方法，刮痧程度，以出现紫红色痧点为佳。

◎顺经络走向轻刮为补法，逆经络走向重刮为泻法。

疏通胆经的拔罐疗法

定位 下肢胆经循行部位。

取穴 环跳、风市、阳交。

做法 ❶ 取适当大小的火罐备用。

❷ 将火罐拔在环跳、风市及阳交处，留罐15分钟（图③、图④）。

作用 通经活络。火罐趁热拔在皮肤上后，热力加药力可引起罐内及罐周围的皮肤毛细血管扩张，形成一片红晕。如果火罐之间的距离合适，红晕相连，可以在胆经处形成一道红线，起到非常好的疏通胆经效果。

贴心提醒

◎拔罐时，室内空气应流通，夏季应避免风扇直吹，冬季室内要保持相宜的温度，避免感染风寒。

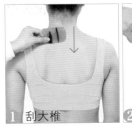

1 刮大椎

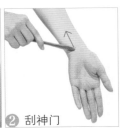

② 刮神门

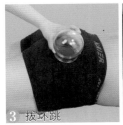

③ 拔环跳

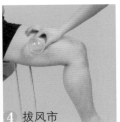

④ 拔风市

失眠的分型针灸疗法

心脾两虚型失眠

表现 不易入睡、入睡后易醒、多梦；心悸、健忘、头晕、肢倦乏力、腹胀、便溏、面白无华；苔薄白、舌质淡、脉细弱。

取穴 四神聪、神门、三阴交、心俞、脾俞、足三里。

做法 ❶ 针刺得气（进针后使针刺部位产生经气感应的手法）后施提插手法（将针刺入腧穴一定深度后，施以上提下插的操作手法），留针30分钟。

❷ 中间行针2次。

❸ 隔日1次，10次为1疗程。每个疗程间隔5天。

作用 健脾养血，补心安神。

阴虚火旺型失眠

表现 心烦不寐，或稍入睡即醒；头晕、耳鸣、腰酸膝软、遗精、健忘、手足心热、口干咽燥；舌质红、脉细数。

取穴 太溪、大陵、肾俞、心俞、四神聪、神门、三阴交。

做法 ❶ 针刺入，得气后施平补平泻手法，留针30分钟。

❷ 中间行针2次。

❸ 隔日1次，10次为1疗程。每疗程间隔5天。

作用 清虚热，安心神。

肝郁化火型失眠

表现 烦躁易怒、难以入睡；头晕头痛、胸肋胀痛、口苦、目赤；舌质红、苔黄、脉弦数。

取穴 肝俞、四神聪、大陵、行间。

做法 ❶ 针刺入，得气后施泻法，留针30分钟。

❷ 中间行针2次。

❸ 隔日1次，10次为1疗程。每疗程间隔5天。

作用 清热疏肝，补心安神。

胃腑失和型失眠

表现 睡眠不实；胸膈满闷、脘腹胀满、嗳腐吞酸；苔厚腻、脉滑。

取穴 中脘、足三里、内关、神门、三阴交。

做法 ❶ 针刺入，得气后施提插手法，留针30分钟。

❷ 中间行针2次。

❸ 隔日1次，10次为1疗程。每疗程间隔5天。

作用 调和脾胃，补心安神。

心胆气虚型失眠

表现 失眠多梦、易惊醒、胆怯心悸；善惊易怒、气短倦怠；舌质淡、脉弦细。

取穴 心俞、胆俞、阳陵泉、四神聪、神门、三阴交。

做法 ❶ 针刺入，得气后施平补平泻手法，留针30分钟。

❷ 中间行针2次。

❸ 隔日1次，10次为1疗程。每个疗程间隔5天。

作用 健脾养血，补心安神。

子时饮食养生法

子时对应胆经，胆经与胆相连，胆的功能得以改善，胆经才能畅通，从而达到子时养生的目的。中医认为"药补不如食补"，食补不仅可以温补、清补，而且更容易令人接受，当然我们这里所说的食补不单单指美味可口的食物，还包括药膳及各种治病方剂。

直观上看，大家看到子时的饮食养生，可能会联想到子时的宵夜安排。其实不然，子时的饮食养生并不等于是在子时去制作、品尝、享受美味佳肴，而是在日常的饮食中去养子时对应的胆和胆经，子时还是以睡觉为主的。所以，下面给大家推荐的养生食谱不是做宵夜用，而应该是日餐或工作餐。

❈ 饮食宜忌盘点

◎饮食要有规律。

◎辛辣刺激性食物要少吃。

◎限制脂肪摄入量，能避免刺激胆囊收缩带来的疼痛。

◎控制食用胆固醇高的食物，可防结石形成。

◎多饮水，养成饮水习惯。

◎顺应胆的生理特性，多吃对胆有益的食物，直接补益胆及胆经，能防患于未然，或者促进胆病的康复。

❈ 宜吃食材推荐

动物类

瘦肉、禽蛋、牛肉、黄鱼、猪心。

植物类

韭菜、莴笋、春笋、山药、香蕉、莲子、苹果、香菇、草菇、黑木耳、黑芝麻、核桃仁、桂圆、大米、小油菜、小麦。

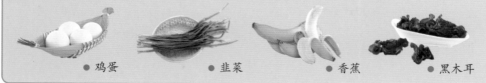

● 鸡蛋　　　　● 韭菜　　　　● 香蕉　　　　● 黑木耳

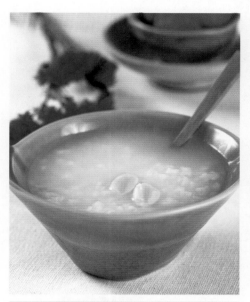

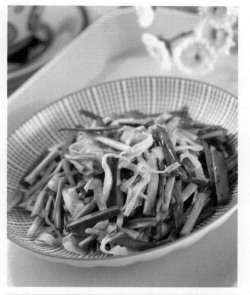

飘香莲子粥

材料 莲子2大匙，大米半杯。

调料 无。

做法

① 莲子用水泡发后，在水中用小刷子刷去表层，抽去莲心，冲洗干净后放入锅中，加适量清水煮至熟烂，取出备用。

② 大米淘洗干净，放入锅中，加清水煮成稀饭，粥熟后掺入莲子，稍煮搅匀即可食用。

养生疗效

莲子为睡莲科植物莲的干燥成熟果实，中医将其归为脾、肾、心经，莲子具有较好的养心安神作用，因此熬煮成粥对神志不宁、失眠多梦等症状有较好的食疗作用。

蛋丝拌韭菜

材料 韭菜150克，鸡蛋2个。

调料 盐1小匙，白糖半匙，味精、香油各少许。

做法

① 将韭菜择洗干净，放入沸水中略汆烫一下，捞出沥干，切成小段，再放入碗中，加入盐稍腌渍一下，沥干盐水备用。

② 将鸡蛋磕入碗中，加入少许盐，打散备用。

③ 油锅烧热，将鸡蛋液摊成薄蛋皮数张，备用。

④ 将蛋皮切成4厘米长、1厘米宽的丝，放入韭菜碗中，加入白糖、香油、味精拌匀，即可装盘上桌。

27

特效药材推荐

◎核桃◎益智仁◎冬虫夏草◎炙远志◎酸枣仁◎石菖蒲◎夜交藤◎茯苓◎白芍◎半夏◎麦门冬◎五味子◎天门冬

中药养生小妙方

交藤安神饮 麦门冬、夜交藤各10克，五味子6克，水煎取汁，分早晚服。每天1剂。可用于阴虚火旺型失眠，症见头昏脑涨、心烦失眠、盗汗、口渴、咽干等。

党参枣仁远志安神饮 党参、酸枣仁各10克，炙远志5克，水煎取汁，分早晚饮服，每天1剂。可用于心脾两虚型失眠，症见心慌气短、手足无力、冒虚汗、难以入睡。

麦门冬饮 麦门冬、夜交藤各10克，水煎取汁，分早晚服。每天1剂。可用于阴虚火旺型失眠，症见头昏脑涨、心烦失眠、手足心发热、盗汗、口渴、咽干等。

二冬远志汤 麦门冬、天门冬各10克，炙远志5克，水煎取汁，分早晚服。可用于经常性失眠，并伴有咽干、口舌生疮、口腔溃疡等。

枣仁安神饮 酸枣仁、合欢皮各6克，夜交藤10克，水煎取汁，分早晚服。可用于食欲不振、口苦、视物模糊、咽痛等。

柏子仁汤 酸枣仁、柏子仁、麦门冬各10克，水煎取汁，分早晚服。可用于口舌生疮、大便秘结、小便短赤、多汗等。

夜交藤竹沥饮 夜交藤、鲜竹茹各10克，牡蛎20克，水煎取汁，分早晚服。可用于心胆素虚，症见虚烦不眠、入睡后易惊醒、心神不安、胆怯恐惧、遇事易惊等。

半夏天麻白木枣仁汤 天麻、白术、半夏、酸枣仁各5克，水煎取汁，分早晚服。每天1剂。适用于脾虚肝阳上亢伴失眠症状者，对高血压伴失眠的患者尤其适宜。

调胃承气汤 大黄、甘草各3克，芒硝5克，水煎取汁，分2次服。适用于失眠伴大便秘结、口舌生疮者。

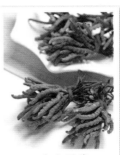

● 冬虫夏草

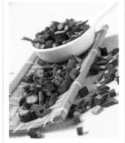

● 夜交藤

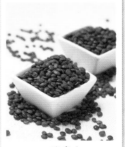

● 酸枣仁

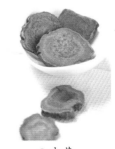

● 大黄

远志丹参饮 炙远志、丹参、茯神各10克，水煎取汁，分早晚服。每天1剂。适用于心血瘀阻、心肾不交型失眠，症见失眠多梦、胸口刺痛的患者。

中药对症单方

黑木耳治疗胆囊结石 黑木耳有促进消化系统中各种腺体分泌的作用，可润滑内外胆管，有助于结石排出。

养生食疗药膳方

甘麦红枣安神饮 小麦、百合各25克，红枣6枚，炙甘草、莲子肉、首乌藤各15克。把小麦、炙甘草、百合、莲子肉、首乌藤、红枣洗净，红枣掰开，用冷水浸泡2小时，倒入锅内，加水至750毫升，用大火烧开后，小火煮30分钟。倒出药液，加凉水再煎一次，两次药液混合后分2~3次服用。此方具有益气养阴、清热安神的功效。可用于缓解神志不宁、心中躁烦、失眠多梦、心悸气短、多汗等症状。

远志枣仁粥 远志10克，炒酸枣仁20克，大米100克。将远志、炒酸枣仁洗净，浸泡2小时；大米淘洗干净，放入适量清水锅中，加入泡好的远志、炒酸枣仁，用大火烧开，换小火煮成粥，可作夜餐食用。此粥具有宁心安神、健脑益智的功效，可用于治疗老年人血虚所引起的心悸、怔忡、失眠、健忘等症。

枣仁猪心汤 酸枣仁15克，猪心1个，炖熟后服用，可用于心脾两虚型失眠，症见失眠头晕、心悸气短、口淡无味、不思饮食。

茯神鸡子汤 茯神20克，生鸡蛋黄1个。将茯神水煎后取汁1碗，兑入鸡蛋黄搅匀。临睡前先以温水洗脚，然后趁热服下药液，即可安眠。可用于心脾两虚型失眠，症见失眠、头痛、口淡无味、不思饮食、盗汗等。

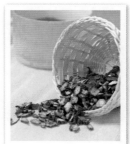
● 丹参

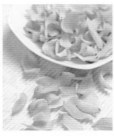
● 百合

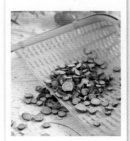
● 炙甘草

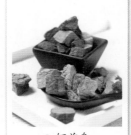
● 何首乌

子时起居养生法

子时的起居养生，最关键的是提高睡眠质量。影响睡眠质量的原因有很多，下面介绍几种有助于睡眠的方法。另外防止失眠产生的因素也很重要，这是提高睡眠质量的关键。

打造舒适的睡眠环境

睡眠环境要安静

噪声是引起失眠的主要元凶之一，机场附近、高速路边、工业区等地方很难有良好的睡眠环境。居住在这些地方的人应该采取措施降低居室的噪声分贝。比如安装隔音门窗，窗户上挂厚的窗帘等。如果习惯，睡觉时使用耳塞也是不错的选择。

居住条件要舒适

光线明暗要适度

如果喜欢光线暗一些的话，可以选择两层或多层的窗帘。

许多涉外宾馆为了帮助外国朋友能够顺利地倒过时差，窗帘会设三层，最外一层就是遮光帘，由两层布合成，拉上这层窗帘，房间就一点光都没有了，室内面一层起装饰作用，在这样的环境中，美美地睡上一觉，时差就倒过来了。

如果喜欢有点光线，应该选用光线柔和的小夜灯，还可以根据个人爱好给小夜灯装饰颜色漂亮的灯罩。

要重视色调对情绪的影响

除根据个人喜好外，还应该从养生的角度出发，根据中医的五行学说来配置。比如肝病患者不宜穿戴白色服饰；而失眠患者不宜将卧室布置成红色或黄色等使人兴奋的色调；容易焦虑、精神紧张的人应该把房间布置成蓝色的。

家具摆放不宜过多

一般情况下，卧室不宜放置过多的物品，较为宽敞的空间可以保证睡眠过程呼出的二氧化碳能够充分扩散，不至于使卧室内的氧气浓度变得越来越低。

床尽可能南北方向摆放，减小地球磁场对人体的影响。

温度、湿度要宜人

卧室的温度一定要合适，不要太高，也不要太低，一般20℃左右是最适合的。温度过高，人容易烦躁；过低，容易使人清醒。

比较适宜的相对湿度以不超过65%为宜。

如果卧室湿度过低，会使人睡醒后口干咽燥，甚至鼻中带血丝；相对湿度太大（大于80%），则有碍机体蒸发散热。

保健助眠的"睡眠功"

睡眠不应该仅仅作为一种休息手段，而应该将其视作一种养生的方法。晋代养生家葛洪总结前人经验，创造了"睡眠功"。

睡眠功对失眠、神经衰弱、体弱多病者具有强身健体、防治疾病的功效，也有助于健康人养生。葛洪曾对学生说："吾有一术可以治病可以延年。侧、屈、俯、仰，吾日行之，迄无疾病。"现将该功介绍如下。

1.侧卧功，又称"鹿眠"：即左侧卧或右侧卧的睡眠功。因为睡眠姿势像鹿睡眠，所以养生家又叫它"鹿眠"。鹿是长寿动物之一，鹿能长寿主要借助于侧卧，行细呼吸，可以在睡眠中运通督脉。

侧卧的姿势是：如左侧卧，则半屈左臂将左手放枕上，伸左腿，蜷右腿；如向右侧卧，则半屈右臂，将右手放枕上，伸右腿，蜷左腿。左、右侧卧，两种姿势均可。

但从医学的角度来看，右侧卧优于左侧卧，因为右侧卧，心脏在上不至受到压迫。侧卧的最大优点是安适舒展。腹背不受压力，气血运行流畅，长期行之便于气通督脉，也可用于预防失眠，老人或学习气功者用之，尤为相宜。

2.屈卧功，又称"鹤眠"：两腿蜷曲，两手抱膝，形似仙鹤挺腿抱翅头藏于体内，能够在睡眠中运通任脉。古代养生家谓之"鹤眠"。屈卧姿势，除了屈腿

抱膝外还可配合缩腹做腹肌锻炼之功，即吸气时小腹同时内缩，呼气时再放松小腹。此功久久行之，可使丹田温暖，下元坚固，可以预防遗精。

3.俯卧功，又称"龟息"：俯卧于平板床上，下铺厚褥，慢慢做缩颈、仰颈动作各3次，然后静听鼻息，呼吸要求细长而均匀，类似乌龟睡眠，古人谓之"龟息"。久久行之，可使督脉旺盛，气行通畅。

4.仰卧功，又称"龙眠"：即仰卧在床上的睡眠功。张臂伸足，安详舒展，无思无虑，恬淡自然，身心放松，精神内守。因为张臂伸足，形似一条龙，古人称为"龙眠"。仰卧功，可使四肢舒畅呼吸顺利。久久行之，可使丹田温暖，便于任脉及脏腑气血运行。

此外，按摩专家曹锡珍先生在此基础上又研制出"垫法"。姿势：仰卧伸足，用两手臂或两手握拳，自己在背部从上向下用拳垫在背部各腧穴上。呼吸3～5次后，再向下移至尾闾骨上。此法可调动五脏六腑，有助于消化、通大便。

养生看点聚焦

有助于睡眠的小妙方

◎心态要好，睡觉前不要胡思乱想。

◎食醋一汤匙，倒入一杯冷开水中饮用，可以助眠并提高睡眠质量。

◎适量洋葱捣烂，装入瓶内盖好，临睡前放在枕边嗅闻其气，一般在片刻之后便可入睡。

熬夜族子时养生须知

经常熬夜加班、上夜班或喜欢夜生活的"夜猫子"，是子时保健的重点人群，因为子时已属于睡眠阶段，如果出于某种原因而不睡，久而久之会影响胆经的畅通，引发一系列相关疾病。所以应注意子时的养生。

营养夜宵补能量

上夜班的人要保证有足够的能量摄入，在夜班期间可以吃点夜宵。夜间工作的人在饮食安排上，增加一些营养丰富、可口的饭菜，吃些富含动物蛋白和植物蛋白的食物，诸如牛奶、蛋类、瘦肉、豆制品等是非常必要的。还要尽可能地多吃一些水果或新鲜果汁。

慎用咖啡浓茶提神

熬夜时如果感到精力不济或者犯困，切勿勉强硬撑，最好适时休息；如果因工作需要不能休息，也不要靠咖啡、浓茶或香烟的刺激来保持清醒，因为咖啡因可能会刺激大脑分泌兴奋性物质，容易导致失眠，还会使血脂升高，危害心血管健康；而香烟是引起高血压、糖尿病、心脑血管疾病的危险因素。

补足睡眠要及时

夜里上班，白天睡觉，但是白天的睡眠常常会受到日光、噪声等影响，这使夜班族每日劳动后体力和脑力损耗得不到补偿，从而造成疲劳感加重，甚至出现食欲下降、焦虑、烦躁等问题。因此，熬夜后应赶紧休息，不要夜以继日地工作。即使精力再充沛，也应及时补充睡眠，午饭后也应安排午睡，以利于恢复体力，振作精神。

调节情绪很必要

作息时间的颠倒不仅会给夜班族带来一系列的生理问题，其心理问题也会逐渐凸现出来，诸如睡眠障碍、抑郁症等。因此，夜班族要尽量消除心理负担，树立信心，保持愉快的心情和高昂的情绪，这样有助于消除压力。

加强锻炼有好处

根据自己的年龄和兴趣，选择一些有针对性的项目进行锻炼。最好就地做些简单活动，如原地慢步走、打太极拳、揉捏头部穴位，或做些弯腰、踢腿、转脖子等活动四肢和头颈的动作。

注意保护眼睛

夜班工作时尽管灯光较亮，但由于周围环境较暗，明暗反差大，很容易导致视觉疲劳，而维生素A能提高眼睛对昏暗光线的适应能力，对防止工伤事故有益。因此，夜班工作人员要注意补充含维生素A较多的食物，例如动物的肝脏、鱼子、蛋黄、蔬菜、黄豆、西红柿、胡萝卜、红辣椒等。

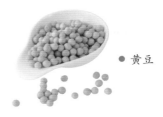
● 黄豆

子时精神养生法

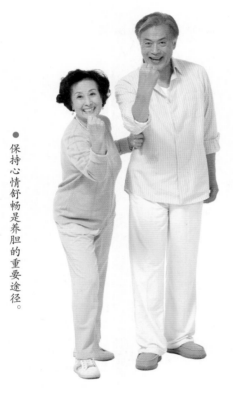

保持心情舒畅是养胆的重要途径。

俗语说："静而日充者以壮，躁而日耗者以老。"意思是说：心静神安，经气通畅，精气充盛，形体健壮，真气内从，邪不可侵，病不能生。倘若心神躁动不安，则精气日益耗损，元气衰败，机体早衰。

要想做到清静养神养胆，在思想上要保持开朗乐观的心理状态。

保持心情舒畅，忌过怒、过思、过忧、过喜、过悲等。尤其在春季要忌怒，怒伤肝的不良后果是多方面的，由于肝胆相照，肝功能受损势必会影响胆的正常功能，严重时可诱发各种胆病。

在物质生活方面，忌过分贪欲，人应当知足常乐。奢求无度，胡思乱想，或贪心妄想就会扰乱心神，耗伤心血，其他脏腑气血也会受损，胆疏泄失常，会影响脾胃、肝等脏腑，导致其功能失常。

子时养生要点小结

◎睡眠是子时养生第一良方。
◎睡前用温水泡脚能加快入睡速度。
◎按摩足心涌泉穴能促进睡眠。
◎敲打胆经可以疏通胆经经气。
◎常吃莲子、山药、核桃等有助于安眠。
◎营造温馨舒适的睡眠环境。

◎睡前不宜太兴奋。
◎避免饥饿入梦乡。
◎睡前宜食养心之品。
◎胆宜清静，心境要放平。
◎养胆忌食辛辣。
◎养胆早饭不可少。

33

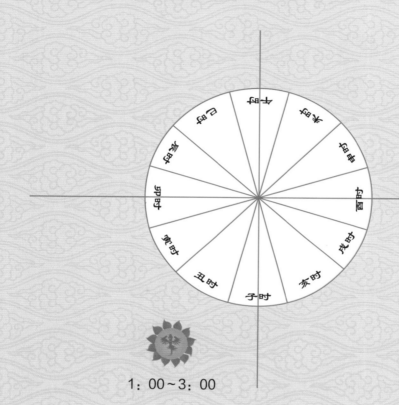

1：00～3：00

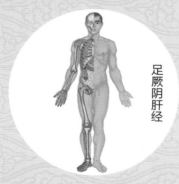

足厥阴肝经

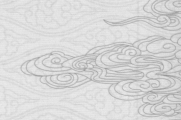

丑时养生主要是指养肝及肝经。肝主疏泄，肝经以通达为要；肝藏血，养肝以养血为主。"卧则血归于肝"，即晚上睡眠充足，才能发挥肝藏血的作用。中医认为，女性属阴，以血为本，由于行经耗血、妊娠血聚养胎、分娩出血等，无不涉及血，故有"女子以肝为先天之本"之说。所以对女性来说，丑时是养血的最关键时刻。因此，晚上尤其在丑时，女性一定要有足够的睡眠，否则就会影响到肝藏血的生理功能。

"肝者将军之官，谋略出焉。"肝在五脏中居将军之位，主谋略。人的聪明才智是否能充分发挥，思维是否敏捷，与肝气的充足与否有着很大的关系。

因此，丑时养生仍然以优质的睡眠为主，因为只有肝血充足，思维反应才会更加敏捷。中医认为，如果人的肝脏出现问题，可以对足厥阴肝经进行按摩、穴位点压、针灸、拔罐等进行改善，还应配以养肝的食谱，陶冶人的情志，这样可以提高肝脏功能，达到丑时养生的目的。

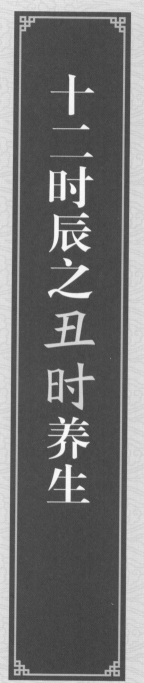

十二时辰之丑时养生

第二章

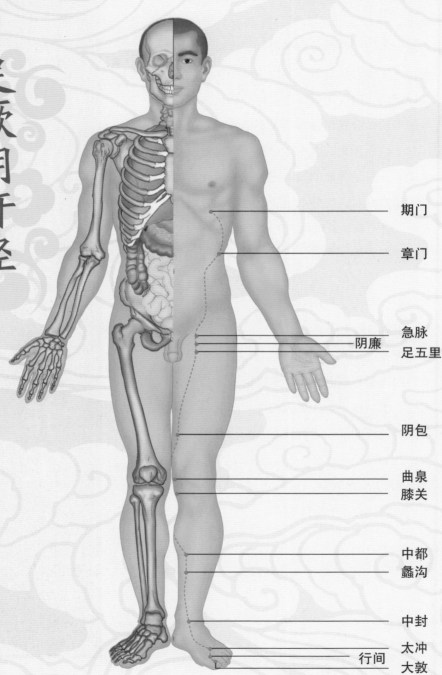

期门

章门

急脉
阴廉 足五里

阴包

曲泉
膝关

中都
蠡沟

中封
太冲
行间 大敦

循行路线

> 肝足厥阴之脉，起于大趾丛毛之际，上循足跗上廉，去内踝一寸，上踝八寸，交出太阴之后，上腘内廉，循股阴，入毛中，环阴器，抵小腹，挟胃，属肝，络胆，上贯膈，布胁肋，循喉咙之后，上入颃颡；连目系，上出额，与督脉会于巅；其支者，从目系下颊里，环唇内；其支者，复从肝别贯膈，上注肺。
>
> ——《黄帝内经·灵枢·经脉》

　　足厥阴肝经起于足大趾爪甲后丛毛处（大敦），沿足背内侧向上，经过内踝前一寸处（中封），上行小腿内侧（经过足太阴脾经的三阴交），至内踝上八寸处交出于足太阴脾经的后面，至膝腘内侧（曲泉）沿大腿内侧中线，进入阴毛中，环绕过生殖器，至小腹，夹胃两旁，属肝，络胆，向上通过横膈，分布于胁肋部，沿喉咙之后，向上进入鼻咽部，连接目系（眼球后的脉络联系），上经前额到达巅顶与督脉交会。

分支

◎目系分支：从目系走向面颊的深层，下行环绕口唇之内。
◎肝部分支：从肝分出，穿过横膈，向上流注于肺（交于手太阴肺经）。

 对应脏腑——肝

肝主疏泄

　　肝主疏泄是指肝具有疏通、畅达全身气机、通而不滞、散而不郁的作用。肝发挥正常的疏泄功能使得全身气机调畅、气血和调、经络通利，脏腑组织的活动正常协调。

肝藏血

　　肝藏血是指肝脏具有贮藏血液、防止出血和调节血量的功能。肝所贮藏的血液来源于水谷精微，生化于脾而藏受于肝。肝内贮存一定的血液，既可以濡养自身，以制约肝的阳气而维持肝的阴阳平衡、气血和调，又可以防止出血。

肝胆相照，与肺经相连

　　肝与胆相表里；肝经与肺经相连，气血流经肝经这一站后要在寅时运行到肺及肺经。

疏通肝经的按摩法

肝经按摩是通过对肝经体表循行部位进行按摩达到疏通经络、调畅气血的目的。另外，因为肝脏所处定位表浅，也可以直接按摩刺激肝脏，促进肝脏本身气血的流通。

养护肝脏的按摩运动

定位 胸腹部肝经及肝脏。

取穴 期门、章门。

做法 ❶ 两手搓热（图①）。

❷ 以双手四指向内，正对乳中肋骨下方缓缓插入2～3厘米（图②）。

❸ 重复操作3～5次。

作用 多做此项按摩，可以帮助养护肝脏。

贴心提醒

◎一般力道即可，不需要特别用力。

◎肝硬化患者不宜进行练习。

调畅气血的怀抱式运动

定位 胸腹部肝经及肝脏。

取穴 期门、章门。

做法 ❶ 两手交叉抱住前胸，左手在外（图③）。

❷ 身体慢慢往左扭转上升，深吸气直到不能吸为止；然后缓缓吐气（图④）。

❸ 身体往右扭转再做一遍（图⑤）。

作用 养护肝脏，调畅肝经气血。

贴心提醒

◎双手需紧紧抱住对侧的肩部，避免运动过程中双臂松散。

◎身体尽量以最大幅度左右扭转，以达到充分按摩肝脏的目的。

◎身体左右扭转过程中，上半身尽量保持直立，在上身直立状态下不能顺利完成动作者，可有稍许偏移。

◎呼吸在运动过程中具有非常重要的作用，练习时应特别留意。

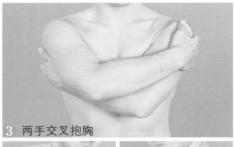

3 两手交叉抱胸

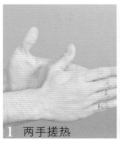

1 两手搓热

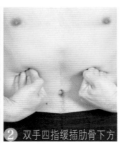

2 双手四指缓插肋骨下方

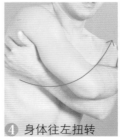

4 身体往左扭转

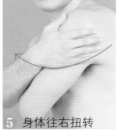

5 身体往右扭转

肝经上的特效保健穴

"女子以肝为先天"，肝经绕前阴，与泌尿生殖系统有关，故以合适的手法或借助于工具点压肝经上的某些穴位可以缓解妇科疾病症状，如月经不调、痛经等。

大敦——疏肝止躁效果好

定位 在足大趾末节外侧（足大趾甲根部外侧，靠第2趾一侧），距趾甲角0.1寸（约2毫米）。取穴时，可采用正坐或仰卧的姿势。

① 点压大敦

做法 以拇指指尖或按摩棒点压大敦，有酸麻感为度（图①）。

作用 ◎疏肝理气，缓急止痛，调经通淋。
◎缓解疝气、缩阴、阴中痛、月经不调、血崩、尿血、癃闭、遗尿、淋疾、癫狂、痫证、小腹痛等。

太冲——泻火解郁清头目

定位 在足背侧，第1跖骨间隙的后方凹陷处。取正坐或仰卧位时，位于足背部，在第1、2趾骨之间

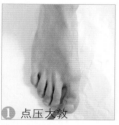
② 点压太冲

连接部位中，以手指沿拇趾、次趾夹缝向上移压，压至能感觉到动脉应手，即此穴。

做法 以拇指指尖或按摩棒用合适的力度点压（图②）。

作用 ◎泻肝火，清头目；行气血，化湿热。
◎缓解湿热引起的疝气、崩漏、月经不调等。
◎缓解肝火引起的头痛、眩晕、目赤肿痛、恶心、胁痛、癫痫、高血压、失眠多梦等。

章门——疏肝健脾调脏腑

定位 在侧腹部，第11肋游离端的下方；仰卧或侧卧时，在腋中线上；合腋屈肘时，在肘尖处。

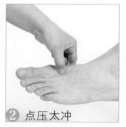
③ 揉压章门

做法 以拇指指腹揉压章门，有酸麻感为度（图③）。

作用 ◎疏肝健脾，理气散结，清利湿热。
◎缓解腹痛、腹胀、胁痛、泄泻、痞块、呃逆、呕吐、肝炎、黄疸、小儿疳积、高血压、胸肋痛、腹膜炎、烦热气短、胸闷肢倦、腰脊酸痛等症。

中医三大外用养生法——
刮痧、拔罐、针灸

人体内的许多有害物质要通过肝脏来代谢掉，如果肝脏出现问题，则会出现头晕、恶心、呕吐等症状，可以用刮痧、拔罐、针灸来改善以上不适症状。

改善肝硬化的刮痧疗法

肝硬化是一种常见的慢性肝病，可由一种或多种原因引起肝脏损害，肝脏呈进行性、弥漫性、纤维性病变。

肝硬化患者主要表现为乏力、食欲不振、恶心、轻度腹胀等非特异性胃肠道症状。其中以乏力和食欲减退出现得较早且较突出。部分患者面色灰黯无华，也可见肝掌、蜘蛛痣。肝脏轻度肿大或大小正常，质偏硬，脾轻度肿大，质硬。

取穴 主要刮大椎、肩井、大杼、膏肓，关元至中极，地机至三阴交；肝郁者加刮太冲，气血虚者加刮足三里、命门。

做法 重刮太冲等穴位3～5分钟，轻刮足三里、命门经穴部位3分钟（图①、图②）。

作用 疏肝解郁，活血化瘀。

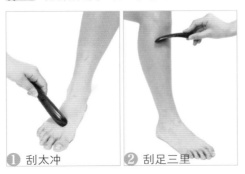

① 刮太冲　② 刮足三里

缓解脂肪肝的拔罐法

方法一

取穴 分2组：①大椎、肝俞、脾俞；②至阳、期门、胆俞。

做法 采用刺络拔罐法。每次选1组穴，交替使用。先用三棱针点刺各穴2～3下，再拔罐，留罐10～15分钟。每日1次，10次为1疗程。

作用 疏肝健脾。坚持治疗有助于预防和缓解脂肪肝，久用效果更佳。

方法二

取穴 脾俞、肝俞、期门、足三里。

做法 采用刺络拔罐法。先用三棱针每穴点刺2～4下，放血少许后，再拔罐，留罐10～15分钟。每日或隔日1次，10次为1疗程（图③）。

作用 缓解脂肪肝。

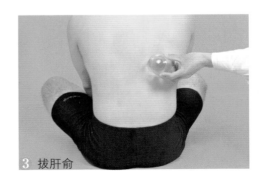

③ 拔肝俞

预防脂肪肝的针灸疗法

表现 头痛目眩、食欲不振、心烦易怒、面赤口苦、脉弦数、舌红苔黄等。

取穴 常用穴分2组：①复溜、足三里、三阴交、内关；②关元、肾俞。备用穴：合谷、太溪、太冲。

做法 ❶ 常用穴第1组用针法，可酌情加备用穴1~2个，以28号1.5寸毫针刺入。

❷ 中间行针2次。取针后，取两段长约5厘米的艾条放于温灸盒内施灸，每穴施灸10~15分钟，至局部皮肤潮红。

❸ 隔日1次，10次为1疗程。

作用 预防脂肪肝。

挽救早期酒精性肝病的针灸疗法

表现 酒精性肝病是由长期大量饮酒所致的肝脏疾病，严重时可致肝硬化。酒精性肝病早期一般没有症状，有人可出现乏力、倦怠、食欲不振、腹胀、恶心、呕吐等症状，还会有肥胖、肝脏肿大等体征。中后期可出现食欲不振、腹痛、体重减轻、乏力、发热、尿色深、齿龈出血等症状。实验室检查可有贫血、白细胞和血小板下降，血清胆红素增高等表现。

取穴 常用穴：复溜、足三里(图①)、三阴交、内关、关元、肾俞、肝俞。
备用穴：合谷、太溪、太冲。

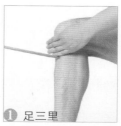

❶ 足三里

做法 ❶ 上述所有穴位以28号1.5寸毫针刺入，得气后施平补平泻手法，留针30分钟。

❷ 中间行针2次。取针后，艾条做回旋灸法，每穴施灸10~15分钟，至局部皮肤潮红。

❸ 隔日1次，10次为1疗程。

作用 健脾祛湿，清肝利胆。对早中期酒精性肝病有一定的辅助治疗作用。

养生看点聚焦

经穴疗法的用穴规律

◎ "腧穴所在，主治所在"：所有的穴位均可辅助治疗其所在部位局部及邻近组织、器官的病症。如中脘、梁门等穴位均在胃脘部，所以均可辅助治疗胃病；迎香在鼻旁可辅助治疗鼻病。

◎ "经络所过，主治所及"：是指十四经腧穴，尤其是十二经脉在四肢肘膝关节以下的穴位，不仅能缓解局部病症，还能缓解本经循行所过的远端部位的脏腑、组织器官病症。如合谷，不仅能治疗上肢病症，还能辅助治疗本经经脉所过处的颈部和头面、五官病症。

丑时饮食养生法

　　饮食与肝脏的养生保健有着密切的关系，丰富的营养物质是维持肝脏代谢功能和保证肝脏健康的必要条件。比如蛋白质不但能够保持肝脏所需的营养，而且能够减少有毒物质对肝脏的损伤，帮助肝细胞的再生和修复；碳水化合物可以为肝脏提供能源，保证肝脏正常的代谢功能；维生素是肝细胞维持正常功能的必须物质，含有丰富维生素的水果和蔬菜为肝提供了充足的能量来源；脂肪也是肝脏的能量来源之一，但过多的脂肪容易沉积在肝内而形成脂肪肝，破坏肝细胞而损伤肝的功能，所以，对含脂肪较多的食品要进行控制。

　　中医认为，酸入肝，酸味的食物与药物有补肝的作用，而肝的主要功能是调畅气机，所以具有行气作用的药物和食物均有助于肝气的通达，从而达到养生的目的。

　　丑时最重要的任务就是养肝脏，而肝脏的保养并非是一朝一夕的事情，需要靠平时的积累才能完成，所以，平时可多吃些有保肝作用的食物和药物。

　　另外，丑时饮食养肝也并不是告诉人们只有在丑时进餐才能达到调养目的，这是一种错误的观念。

❈ 饮食宜忌盘点

◎吃荤食后不宜立即饮茶。　　　◎肝病患者应适度吃醋，多食有害。

◎养肝要戒酒。　　　　　　　　◎肝硬化患者不宜食用坚硬的食物。

❈ 宜吃食材推荐

植物类

荔枝、芦笋、菜花、白菜、金针菇、魔芋、莲藕、洋葱、南瓜、萝卜、菠菜、西红柿、西葫芦、山药、鸡蛋、苹果、杏、香蕉、猕猴桃、葡萄、山楂、红枣、橄榄、橘子、木瓜、梨、香油、花生、荞麦。

● 荔枝

● 菜花

● 南瓜

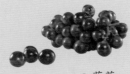
● 葡萄

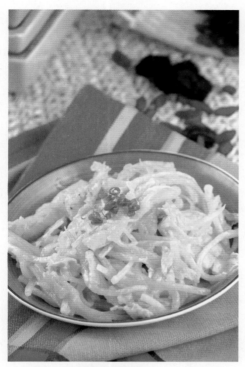

蛋香萝卜丝

(材料) 白萝卜200克，鸡蛋1个，葱花5克。

(调料) 盐、味精各适量。

(做法)

① 白萝卜洗净，去皮，切丝，加少许盐、味精腌渍；鸡蛋打散，倒入少许温水和盐打成蛋液。

② 油锅烧热，放入白萝卜丝，大火翻炒3分钟。

③ 白萝卜丝将熟时，马上淋入蛋液。

④ 待蛋炒散后，放入味精调味，撒入葱花即可。

特效药材推荐

◎枸杞子◎菊花◎熟地黄◎山萸肉◎当归◎决明子◎乌梅◎生甘草◎黄芩

中药养生小妙方

菊花决明饮 菊花、决明子各10克，黄芩5克，生甘草3克，水煎服，有清肝明目的作用，适用于肝热上火所致的目赤肿痛、畏光多泪等。

中药对症单方

嚼服枸杞子治肝虚 枸杞子每日15～20克嚼服，具有滋补肝肾、益精明目的功效，适用于肝肾亏虚引起的头晕目眩、视力减退、腰膝酸软、阳痿、遗精等。

养生保健药酒

枸杞子酒 枸杞子200克，白酒500毫升。将干净的枸杞子捣碎，放入瓶中再加入白酒，密封，每日摇动1次，1周后即可饮用。边饮边添加白酒。具有益精气、抗早衰的功效，适用于肝肾亏损引起的早衰等。

美味中药茶

枸杞子菊花茶 枸杞子10克，菊花8朵。用开水冲服，代茶饮。具有补肝肾、明目的功效。经常服用枸杞子菊花茶可以有效地改善和保护视力，对因近视而导致的眼睛干涩者也有较好的缓解作用。另外本品还能改善视疲劳，对用眼较多的人很有益。

丑时起居养生法

人只有在睡眠的状态下，全身的血液才能最大限度地流注于肝脏，经过肝脏的解毒，将新鲜的血液输送到全身各处。因此，睡眠与养肝关系极其密切。另外，五行之中，肝对应的颜色是青色，所以青绿的环境符合肝的生理特点，具有养肝护肝的作用。

丑时深睡护肝脏

肝是人体重要的器官，保护肝脏也就是保护健康最好的办法。由于学习和工作的原因，加上现代社会的压力，许多人习惯了熬夜。这样就对肝脏产生了巨大的危害。总之，要早睡早起，才能更好地保护肝脏，充分发挥肝脏的造血功能。

早睡也不一定是每个人都要晚上9点就去睡觉，对气血没少到一定程度的人来说，晚上10点半到11点睡即可。

好睡眠需要好枕头

丑时是睡眠养肝的最好时间，优质的睡眠有助于肝脏的修复与正常功能的发挥。只有睡好觉，才能有充沛的精力去工作、学习。而睡眠又离不开枕头，枕头的选择也是有学问的，如果不合适不仅影响睡眠，久而久之也会影响身体健康。那么如何选购一款适合自己的枕头呢？先来了解一下枕头的类型。

常见枕头的类型

市面上有很多不同类型的枕头，每种类型的枕头都有着不同的功效。专家提醒人们，千万不要被五花八门的广告所蒙蔽，应本着适合自己才是最好的原则购买。下面为您推荐几种类型的枕头，供您参考。

羽绒枕

好的羽绒枕，应采用较大的羽绒，其蓬松度较佳，可给头部提供较好的支撑，也不会因使用久了而变形。而且羽绒有质轻、透气、不闷热的优点。但是缺点是不能水洗。

荞麦皮枕

荞麦皮为天然材质，历史悠久，对人的健康极为有益。荞麦皮坚韧不易碎，荞麦皮枕也可以随着头部左右移动而改变形状，睡起来十分舒服。此种类型的枕头，清洁起来十分方便，只要放在太阳下晾晒，就可达到消毒的目的。

乳胶枕

乳胶枕的特点是弹性好，不易变形，支撑力强。对于骨骼正在发育的儿童来说，可以改变头形，而且不会有引发呼吸道过敏的灰尘、纤维等过敏原。目前市场上还出现了一种具有按摩作用的乳胶枕，可促进头颈部血液循环。不过，乳胶枕的价格相对较高。

保健枕

所谓保健枕就是将中草药及草料结合在一起制成的药枕，该类枕头具有安神健脑、清凉明目、防病强身的作用。

根据自己的需要选择枕头

科学研究发现，枕头的适宜高度以10～15厘米较为合适，但具体尺寸还要因每个人的生理特征，尤其是颈部生理弧度而定。肩宽体胖者枕头可略高一些，而瘦小的人则可稍低些。

肝脏喜爱绿色环境

生活环境是否宽敞舒适与肝脏养生保健关系最为密切。当然，蓝天白云之下、青山绿水之间的优美环境中是最理想的居住地方，但在城市生活则多不具备这样良好的条件，城市人口密集、交通拥挤。所以，在城市中居住的人，可以多到居住地附近的公园去活动，那里有花有草有水有树，视野开阔，环境优美，空气新鲜，对健康有益。有条件的中老年人，也可以多到有山有水、有树林的郊区去踏青、登山、垂钓、采摘等，这都是肝脏保健的重要方法。

在起居室内或阳台上种植一些观赏性植物，有利于改善环境、清洁空气，

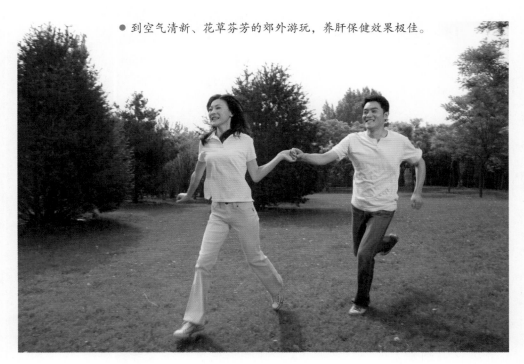

● 到空气清新、花草芬芳的郊外游玩，养肝保健效果极佳。

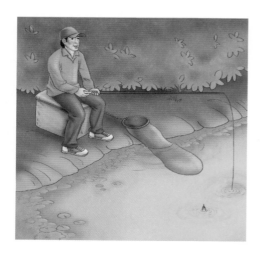

也有利于肝脏养护和身心健康。因为满目的绿色会给人带来舒畅、朝气蓬勃的好心情，对肝脏的养生保健很有利。现代研究表明，绿色有稳定情绪的作用，还能够节调节血压，保持血压的稳定。

肝脏健康穿出来

服装既可以穿出好心情，也有助于肝脏的保健。

选择服装的原则既要顺应四时阴阳变化，舒适得体，又要与肝脏的喜恶相和谐。选择衣料，应根据不同季节而各有所异，可参考以下几点。

保暖性

纺织衣料的导热性越低，它的热缘性和保暖性越好。实验证明，在15℃时，麻纱衣料放热量约为60%，而毛织品不足20%，故麻纱类作为夏季衣料较适宜，毛织品可制成冬装，氯纶、醋酸纤维和腈纶等导热性也较低，也是保温性良好的纺织材料。

此外，织物越厚，单位时间内散发的热量越少，保暖性能越好。

透气防风性

冬季外套、纺织物的透气性应较小，以保证衣服具有良好的防风性能，而起到保温作用。夏季衣料应具有较好的透气性，有利于体内散热。

吸汗性和散湿性

夏天的衣服和冬装内衣，除了注意透气外，还要注意选择吸湿、散湿性能良好的纤维。这样有利于吸收汗液和蒸发湿气。

衣料

内衣和夏装要选择轻而柔软的衣料，穿在身上有较舒适的感觉，若贴身穿粗糙硬挺的衣服，不但不舒服，而且皮肤容易摩擦受伤。

颜色

衣着的颜色和人的心情调节也有直接关系。衣料颜色不同，对人产生不同的影响。对于肝病患者来说，比较适合的颜色是绿色。绿色可以使心情平静，善于克制，心绪不易烦乱，可缓解有焦虑不安或忧愁之感，让人充满希望和保持乐观。

丑时音乐养生法

音乐可以敲开封闭的心灵，改善负面情绪，还可激发人的心理潜力，使人感到喜悦、兴奋、愉快，调动人各系统功能的正常运转。

悦耳的音乐传入大脑后，对神经系统是一个良好的刺激，起到加速排除体内废物的作用，有助于脂肪肝和肝炎的缓解。

音乐可使人发泄郁闷的情绪。有专家认为音乐的某些旋律或节奏可以陶冶情操，改变人的情绪，恢复内心和谐，具有控制和稳定情绪的功能，故肝病患者要多听音乐。

肝在五音为"角"。肝性喜条达而恶抑郁，如和煦春风中的树木，婀娜多姿，刚柔相济，蓬勃向上。所以肝脏所喜欢的"角"调音乐，曲调亲切自然，如大地之回春、冰封之解冻，似潺潺之流水，如万物之勃发，为明快柔和、生机盎然的节奏。此为肝脏之正音。

如果肝血亏虚，四肢无力，视物不清，则应听一些"羽"调乐曲，此调清静纯正，柔和滋润，如行云，似流水，具有入肾的特性，取水能生木，精血互化之意，并能制约由于肝阴不足所致的虚阳上浮。

如果患者肝气郁滞，出现胸腹胀满，常常叹息，以深吸气为快，伴有不想吃饭，性情急躁，失眠多梦等症，则应听一些"徵"调乐曲，以陶冶情操，修炼性情，顺木性之升发，助肝性之疏泄，使气机升降有序，气血运行舒畅，则郁证自解。

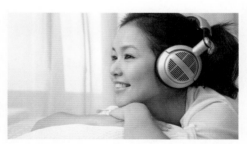

● 音乐不仅可改善人的情绪，还可改善肝脏的功能。

丑时养生要点小结

◎要想养好肝，暴怒抑郁莫要沾。

◎久视伤肝血，电脑前面别久看。

◎肝脏怕肥胖。

◎心情舒畅肝健康。

◎熬夜伤肝耗阴血。

◎肝脏忌酗酒。

47

对应时间 3：00～5：00

别称 寅时又称平旦、黎明、早晨、日旦等，该时辰是夜与昼的交替之际

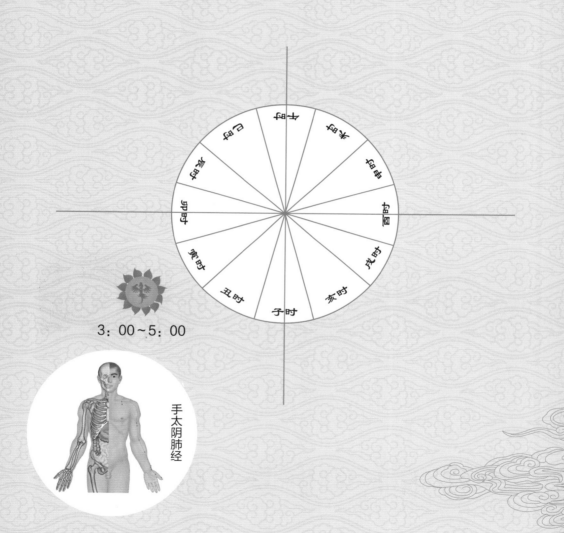

3：00～5：00

手太阴肺经

寅时是夜与昼的交替之际，是人从静态变为动态的开始，是转化的过程，这个过程需要通过深度睡眠来完成。

寅时对应的脏腑是肺，肺朝百脉，肺的主要生理功能是帮助心推动血液运行，故《黄帝内经·素问·灵兰秘典论》曰："肺者，相傅之官，治节出焉。"

另外，肺主气，司呼吸，吸入的清气与脾运化的水谷精微结合，化为宗气，维持生命。肺主宣发和肃降，通调水道，参与人体水液代谢。故寅时养生最重要的是对肺及肺经的调养，维持肺的正常生理功能，肺经的气血通畅。中医的一些方法，如按摩、刮痧等对养肺、护肺、缓解某些肺病症状有很大帮助。另外，注重饮食调节，改善起居作息，也是养肺的重要方法。

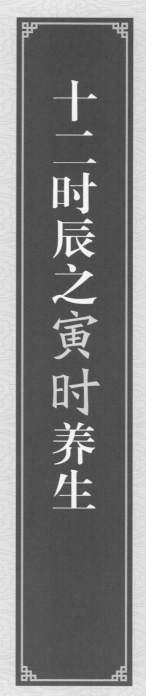

第三章

十二时辰之寅时养生

手太阴肺经

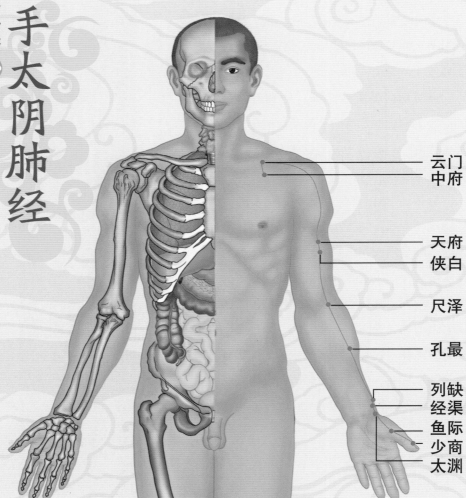

云门
中府

天府
侠白

尺泽

孔最

列缺
经渠
鱼际
少商
太渊

循行路线

肺手太阴之脉，起于中焦，下络大肠，还循胃口，上膈属肺。从肺系横出腋下，下循臑内，行少阴、心主之前，下肘中，循臂内上骨下廉，入寸口，上鱼，循鱼际，出大指之端；其支者：从腕后，直出次指内廉，出其端。

——《黄帝内经·灵枢·经脉》

手太阴肺经起于中焦，下行至脐（水分）附近络于大肠，复返向上沿着胃的上口，穿过横膈膜，直属于肺，上至气管、喉咙，沿锁骨横行至腋下（中府、云门二穴），沿着上肢内侧前缘下行，至肘中，沿前臂内侧桡骨边缘进入寸口，经大鱼际部，至拇指桡侧尖端（少商）。

分支
从腕后（列缺）分出，前行至食指桡侧尖端（商阳），与手阳明大肠经相接。

 对应脏腑——肺

▌**肺统摄一身之气**

肺是寅时养生的重点保养脏腑。《周氏医学丛书·藏府标本药式》认为："肺藏魄，属金，总摄一身之气。"肺主气，是肺主呼吸之气和肺主一身之气的总称。《黄帝内经·素问·五脏生成论》认为，人身之气均为肺所主，所以说："诸气者，皆属于肺。"

▌**肺为宰相之官**

肺主治节是指肺辅助心脏治理调节全身气、血、津液及脏腑生理功能的作用。心为君主之官，为五脏六腑之大主。肺为相傅之官而主治节。"肺与心皆居膈上，位高近君，犹之宰辅。"心为君主，肺为辅相。人体各脏腑组织之所以依循一定的规律活动，有赖于肺协助心来治理和调节。

▌**肺主宣肃**

宣谓宣发，即宣通和发散之意。"气通于肺脏，凡脏腑经络之气，皆肺气之所宣。"肃谓肃降，清肃下降之意。肺禀清虚之体，性主于降，以清肃下降为顺。肺宜清而宣降，其体清虚，其用宣降。宣发与肃降为肺气机升降出入运动的具体表现形式。肺位居上，既宣且降又以下降为主，方为其常。

疏通肺经的按摩法

按摩肺经有助于疏通肺经气血，而某些穴位还具有补肺益气的功效。另外，肺开窍于鼻，揉按鼻部有助于宣通肺气。经常做鼻部按摩保健操的人能预防感冒。

补肺益气按摩法

定位 手臂内侧肺经循行部位。

取穴 鱼际、太渊、经渠、列缺、孔最、尺泽。

做法 ❶ 沿上肢肺经循行部位进行按摩，每侧3分钟左右（图①）。

❷ 对有压痛的部位进行重点按压。

作用 疏通经络，补肺益气。

揉捏鼻部宣通肺气

肺开窍于鼻，鼻子是肺之外窍，呼吸道的门户。阳明之脉，入耳络鼻。鼻部按摩法主要是通过手指的按摩作用，机械地刺激鼻部血管，使其扩张，血流加快，供给鼻部的营养增多，使鼻部的抵抗力增强。

定位 鼻部。

做法 ❶ 揉捏鼻部：用两手拇指外侧相互摩擦，在有热感时，用拇指外侧沿鼻梁、鼻翼两侧上下擦拭30次左右，或用手指在鼻部两侧自上而下反复揉捏鼻部1分钟，轻点按迎香和上迎香各1分钟。以局部有酸胀感为度（图②）。

❷ 推按经穴：依序用食指点揉印堂1分钟，用屈曲的食指从前额分别推抹到两侧太阳处，反复操作1分钟，然后点按素髎、口禾髎、水沟，适当用力按揉1分钟（图③）。

❸ 捏拿鼻翼：食指尖置鼻尖处，拇指、中指放在鼻翼两侧，捏拿鼻翼。注意调整呼吸，防止憋气。提捏3～5分钟，有涕为宜（图④）。

作用 通鼻法有灵敏嗅觉、宣肺通气的功效，可增强肺部抵抗外邪的能力，加强其宣通气机的功能。可预防感冒流涕、鼻塞不通、鼻出血、鼻渊、失嗅等。

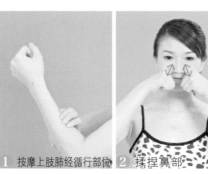

① 按摩上肢肺经循行部位　② 揉捏鼻部

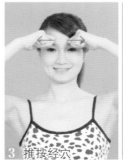

③ 推按经穴

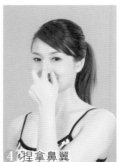

④ 捏拿鼻翼

肺经上的
特效保健穴

肺经上的穴位具有疏通肺经气血，缓解肺部疾病症状的功效，有的穴位还有补益肺气的作用，用适当的手法点压特定的穴位，有助于清泻肺热、止咳平喘。

鱼际——清肺利咽的要穴

定位 手拇指关节（第1掌指关节）上方凹陷处，第1掌骨中点桡侧赤白肉际处。大拇指下有一块像鱼肚的地方，鱼际就在比较敏感的那一点。

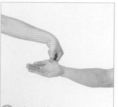
❶ 点压鱼际

做法 以拇指指尖用合适的力度点压（图①）。

作用 清肺热，利咽喉，滋阴凉血。此穴为肺经荥穴，"荥主身热"，是一个退热的要穴。

太渊——肺经上的补虚大穴

定位 位于上肢前臂桡侧（拇指侧）高骨，动脉搏动处，即中医把脉的定位。

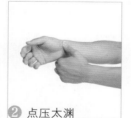
❷ 点压太渊

做法 以拇指指尖用合适的力度点压（图②）。

作用 对虚寒咳嗽、肺虚咳嗽，特别是咳声无力、遇寒即咳、口吐清稀白痰者，最为对症。

孔最——清肺止咳平哮喘

定位 位于上肢，腕横纹上7寸，尺泽与太渊的连线上。

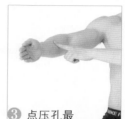
❸ 点压孔最

做法 以拇指或食指指尖用合适的力度点压（图③）。

作用 ◎清泄肺热，可缓解支气管炎、支气管哮喘、扁桃体炎。

◎现多用于辅助治疗肺结核、肺癌、支气管扩张等病症。

◎凉血止血，可缓解咯血、痰中带血、鼻出血、痔疮出血。

贴心提醒

孔最，"孔"为孔窍，"最"为第一。此穴有统领人体诸窍之义。凡窍之病，皆可用此穴缓解，如耳痛、耳鸣、鼻塞、鼻出血。

另外，孔最还善调毛孔的开合，"为热病汗不出"之第一要穴。

孔最为肺经郄穴，郄穴缓急症，所以此穴也可辅助治疗急性咽炎、咳嗽、扁桃体炎。对辅助治疗急慢性扁桃体炎、急慢性咽喉炎效果尤为明显。辅助治疗慢性咽喉炎，可坚持点揉孔最附近的压痛点，效果比较明显。

缓解支气管炎的刮痧疗法

此病起病较急，病程短，多在1～3周好转，个别可演变成慢性支气管炎。

取穴 ◎背部：大椎、定喘、大杼、风门、肺俞。

◎上肢部：尺泽、太渊、合谷。

◎颈部：天突。

◎胸部：中府。

◎下肢部：丰隆。

做法 ❶ 先刮大椎，再刮定喘、大杼、风门、肺俞，从上到下进行操作；刮尺泽、太渊和合谷时，力度由轻到重，急性力度较重，慢性力度适中，均刮至皮肤出现痧痕为止（图①、图②）。

❷ 刮颈部天突，至皮肤出现痧痕为止；刮胸部，以中府为主穴，刮下肢部丰隆至出现痧痕为止（图③）。

作用 止咳平喘。

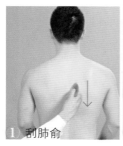

① 刮肺俞

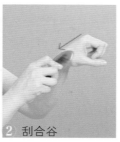

② 刮合谷

缓解支气管炎、哮喘的拔罐疗法

取穴 大椎、定喘、肺俞、风门、肾俞、膻中、中府、足三里。

做法 ❶ 发作期：宜先拔大椎和两侧定喘、肺俞，再拔膻中、中府，留罐10～15分钟，每日1次（图④）。

❷ 缓解期：宜先拔定喘、风门、肺俞，再拔肾俞及腰部，然后刮中府及前臂内侧，最后拔足三里，留罐10～15分钟，每日1次（图⑤、图⑥）。

作用 宣肺益气，平喘。

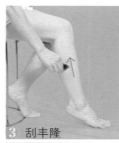

③ 刮丰隆

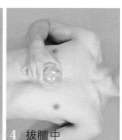

④ 拔膻中

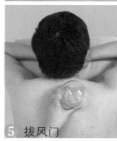

⑤ 拔风门

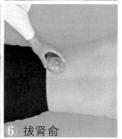

⑥ 拔肾俞

改善感冒的针灸疗法

风寒型感冒

表现 头痛、四肢酸痛、鼻塞流涕、咽痒咳嗽、咯稀痰、恶寒发热（或不热）、无汗、脉浮紧、舌苔薄白等。

取穴 以手太阴、手阳明和足太阳经穴为主，涉及穴位主要有列缺、风门、风池、合谷。

做法 毫针浅刺以上穴位，用泻法；体虚者平补平泻，并可用灸。

作用 祛风散寒。

风热型感冒

表现 发热汗出、微恶寒、咳嗽痰稠、咽痛、口干微渴、鼻燥、脉浮数、苔薄微黄。

取穴 以取手太阴、手阳明、手少阳经穴为主，主要包括大椎、曲池、合谷（图①）、鱼际、外关。

做法 以毫针浅刺以上穴位，用泻法。

作用 清热化痰。

贴心提醒

针灸过程中若出现不适症状，需立即告知医生，以便及时处理。

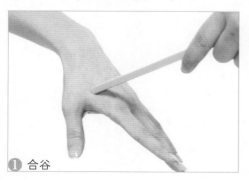

① 合谷

改善哮喘的针灸疗法

实证

表现 风寒外袭，症见咳嗽、咯吐稀痰、形寒无汗、头痛口不渴、脉浮紧、苔薄白。因痰热者多见咳痰黏腻色黄、咳痰不爽、胸中烦满、咳引胸痛，或见身热口渴、大便秘结、苔黄腻。

取穴 膻中、列缺、肺俞、尺泽。风寒加风门；痰热加丰隆；哮喘严重加天突、定喘。

做法 毫针刺以上穴位用泻法，风寒可酌用灸法；痰热可兼取足阳明经穴，不宜灸。

作用 宣肺平喘。

虚证

表现 病久肺气不足，症见气息短促、语言无力，动则汗出，舌质淡或微红，脉细数或软无力。如喘促日久，以致肾虚不能纳气，则神疲气不得续，动则喘息、汗出、肢冷、脉象沉细。

取穴 肺俞、膏肓、气俞、足三里、太渊、太溪。

做法 以毫针刺以上穴位，用补法，可酌情用灸。

作用 补肾宣肺，调补肺肾之气。

贴心提醒

◎哮喘伴有支气管炎者，应在哮喘发作缓解后，积极缓解支气管炎。

◎须注意预防。气候转冷应及时添衣；过敏体质者应注意避免接触致敏原和过敏食物。

寅时饮食养生法

《黄帝内经·素问·藏气法时论》说："肺主秋……肺欲收，急食酸以收之，用酸补之，辛泻之。"酸味收敛补肺，辛味发散泻肺，肺宜收不宜散。所以，要尽可能少食辛味药食，适当多食一些酸味食物。

养肺宜食柔润食物。肺对应的季节是秋，属燥金。秋燥易伤津液，故养肺饮食应以滋阴润肺为佳。《饮膳正要》说："秋气燥，宜食麻以润其燥，禁寒饮。"《臞仙神隐书》主张入秋宜食生地粥，以滋阴润燥。

总之，可适当食用一些柔润的食物或药物，以益肺生津，滋阴润燥。

❋ 饮食宜忌盘点

◎肺宜收不宜散，养肺宜食酸味食品。　◎养肺要滋阴润燥。

◎白色食品最"入肺"。　◎养肺忌吃辛辣、刺激性食物。

◎补气中药益于肺。

❋ 宜吃食材推荐

动物类

猪肉、螃蟹、鹌鹑、鲤鱼、虾、牛奶。

植物类

山药、梨、糯米、大米、枇杷、菠萝、白菜、胡萝卜、冬瓜、莲藕、银耳、南瓜、黄花菜、黄豆、黄豆芽、豆浆、豆腐、木瓜、柿子、橘子、金橘、柚子、荸荠、香蕉、甘蔗、石榴、无花果、橄榄、海带、紫菜、花生米。

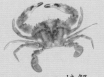
● 螃蟹

● 胡萝卜

● 豆腐

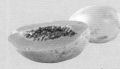
● 木瓜

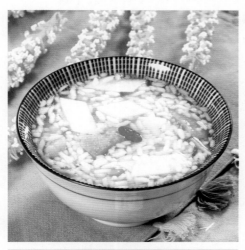

山药雪梨米粥

材料 雪梨50克，山药片30克，糯米3大匙，枸杞子适量。

调料 冰糖适量。

做法

① 山药片、糯米洗净；雪梨洗净切块。

② 山药片、糯米、雪梨块一同放入砂锅中，加适量清水，煮成稀粥，调入枸杞子、冰糖稍煮即可。

养生疗效

雪梨具有清心润肺、生津、润燥、清热、化痰的功效，可缓解热病津伤烦渴、热咳、痰热、便秘等症状，对肺结核、上呼吸道感染患者出现的咽干、痒痛、喑哑、痰稠等有益。山药、枸杞子为补益类药食同源之品，而肺结核属于消耗性疾病，因此治疗上可适当进补。

特效药材推荐

◎川贝母◎麦门冬◎天冬◎玉竹◎枇杷叶◎百合◎怀山药◎百部◎枸杞子◎沙参

中药养生小妙方

川贝母蒸梨缓解咳嗽 雪梨或鸭梨1个，川贝母6克，冰糖20克。将梨于柄部切开，挖空去核，将川贝母研成粉末后，装入雪梨内，用牙签将柄部复原固定，放大碗中加入冰糖，加少量水，隔水蒸半小时。将蒸透的梨和其中的川贝母一起食用。此品有化痰止咳、润肺养阴的功效，可缓解久咳不愈，痰多，咽干，气短乏力。本方性味平和，对久咳体弱儿也适用。

养生食疗药膳方

沙参玉竹老鸭汤 老鸭1只，北沙参、玉竹各3~5克。将老鸭去毛、内脏，洗净；沙参和玉竹洗净，三者放入砂锅内，大火烧开后改小火煲1小时以上，用盐调味即可。此品具有养阴润燥、润肠通便的功效，可缓解肺燥、干咳等。

养生保健药酒

百部酒 百部100克，白酒500毫升。将百部根炒后捣碎，放入干净的瓶子中；倒入白酒浸泡，密封；7日后开启，过滤去渣，装瓶备用。每次15~20毫升，每日3次，饭后徐徐慢饮。凡脾胃虚弱者，及大便溏泄者均慎饮本酒。此酒可缓解因肺结核、支气管炎等引起的咳嗽气急。

寅时起居养生法

肺的主要生理功能是进行气体交换，吸清呼浊，即吸入氧气，呼出二氧化碳，维持生命活动的正常进行。所以，日常生活中肺的养生保健工作最为重要。以下几点养肺须知希望能对大家有所帮助。

护肺从净化环境开始

巧用绿色植物净化空气

绿色植物可以吸收二氧化碳，释放氧气。

室内适当养几盆绿色植物，可以给房间增添大自然的颜色，同时还可以净化空气。

水培或盆栽的吊兰、绿萝、仙人球、常春藤、虎皮兰、龟背竹、太阳神、小荷花竹、铜钱草、千年木、美国榕等，都是室内净化空气的不错选择，都可以养在室内。其中太阳神和吊兰，有抗甲醛的效果。仙人球有很好的抗辐射能力。可选择水培的植物，比较干净，好护理，不用担心浇水过多烂根。

用活性炭对抗气态污染

吸附是利用多孔固体吸附剂处理气态污染物。气态污染物中的一种或几种组分，在分子引力或化学键的作用下，被吸附在固体表面，从而达到分离的目的。

常用的固体吸附剂有焦炭和活性炭等，其中应用最为广泛的是活性炭。活性炭对苯、甲苯、二甲苯、乙醇、乙醚、煤油、汽油、苯乙烯、氯乙烯等物质都有吸附功能。

远离二手烟

生活中的二手烟的若不可完全避免，就要多加强室内的通风，多出去呼吸新鲜空气，还要多吃新鲜的蔬菜水果，尤其是富含胡萝卜素及维生素C的食物，如木瓜、西红柿、胡萝卜、南瓜等蔬果。此外还要多喝水、多排尿、多运动、多排汗，以加速排出体内的尼古丁等有害物质。

必要时要戴口罩

吸入肺部的污浊空气，大量的杂质会在肺中沉积，可以通过口罩或者其他方式减少杂质吸入肺内。如果生产环境粉尘比较严重，像水泥厂、煤矿企业的工作人员，一定要佩戴口罩，这样可以大大减少灰尘的吸入量。

呵护好肺的门户——鼻子

肺开窍于鼻，鼻子是肺与外界相通的门户，保护好鼻腔相当于给肺上了一层保险。日常生活中，我们可以从以下几方面保护好鼻腔。

▌ 鼻腔也需保暖

由于鼻子与外界直接相通，鼻子对天气的变化比较敏感，所以要根据气候变化随时增减衣服，注意保暖。室内温度要适宜，以20～25℃较为合适，避免温度过高或过低。

对冷空气过敏的人，每日早晚用冷水冲洗鼻部，可增强鼻对寒冷刺激的抵抗力。天气变冷时，戴帽子或头巾也对保护鼻子有利。

▌ 鼻腔保湿很关键

保持室内湿度适宜可缓解鼻腔干燥的不适感。如果鼻腔过分干燥，会带来不适，且会降低鼻腔的防护能力。

▌ 别再用力擤鼻涕，挖鼻孔

平时擤鼻涕不要用力过大，以免损伤鼻黏膜而造成出血；用手指挖鼻孔容易造成鼻腔的感染或出血，要尽量避免。

▌ 鼻部疖肿不要挤

鼻部的疖肿千万不要用手挤压，因为鼻部是颜面的"危险三角区"，挤压后细菌可随动脉扩散至脑而引起脑部感染，甚至有生命危险。

▌ 锻炼提高抵抗力

平时适当运动，锻炼身体，以增强体质，也有助于提高鼻的抗病能力。

养肺要早睡早起

肺对应的季节是秋天，即与秋天之气相通。《黄帝内经》中说："秋三月，此谓容平。天气以急，地气以明。早卧早起，与鸡俱兴，使志安宁，以缓秋刑，收敛神气，使秋气平，无外其志，使肺气清，此秋气之应，养收之道也。逆之则伤肺，冬为飧泄，奉藏者少。"由于夜晚自然界和人体的阴气盛，所以不宜熬夜，以免损耗阳气，宜安卧休息以养阴。因此，养肺一定要早睡早起。

从生理功能看，肺主气，养肺还要注意保养肺气。一年之中春季阳气生发，夏季阳气旺盛，秋季阳气渐衰，阴气渐旺，冬季阴气旺盛，万物封藏。因此，一年之中养气较好的时节是春季和夏季。一天之中早晨阳气生发，中午阳气旺盛，下午阳气渐衰，阴气渐旺，夜晚阴气旺盛，因此，想达到较好的养气效果，锻炼时间以早上为宜。

寅时千万别着凉

肺主皮毛，司肌肤腠理之开合，此时一定要做好防寒的工作，这为首要保肺之道。夏天开空调睡觉的人，千万不要着凉，要盖好薄被以养肺。

寅时运动养生法

寅时是肺经当令的最佳时机，此时养生的主要工作是调养好肺功能，而运动可增加肺部的血流量，增强肺活量，是强健肺部的重要方式之一。所以，大家平时应多进行一些功法锻炼，如太极拳、八段锦，对肺部健康十分有益。

寅时最好熟睡，但寅时醒来后如果睡不着的话，不妨穿好衣服练习静坐。

坐姿以自己能接受为宜，散盘、单盘或双盘均可。因为寅时乃肺经当令，肺主一身之气，肺朝百脉，所以是练气的最佳时机。

做法 ❶ 两手握固或结印或掐诀置于膝盖上，存神内守（图①）。

❷ 以舌于口腔中上下搅动舔揉牙齿牙床内外，术称"赤龙搅海"。舌下系带两边有"金津""玉液"两穴，刺激后可以促进唾液分泌（图②）。

❸ 当津液满口时，叩齿鼓漱，次数以自己能够接受为宜，不可强求。然后分数次咽下，意随吞咽动作转移至小腹。

依法吞咽7次（图③）。

作用 闭口、搅海、鼓漱可刺激唾液分泌，此法是通过用舌抵口腔及漱口动作，刺激唾液腺分泌。现代医学研究证明，唾液中含有黏蛋白、免疫球蛋白、淀粉酶、溶菌酶等有机物。因此，"赤龙搅海""吞津"是有充分科学依据的健体防病良方。

贴心提醒

◎在行功过程中呼吸，应始终保持自然舒畅，不论有无唾液或唾液多少，皆应做以上臆想和吞咽动作。

◎练此运动时，需清除杂念，保持心平气和，效果才能更加显著。

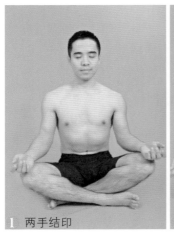
❶ 两手结印

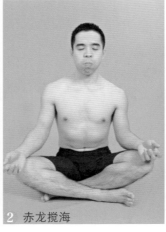
❷ 赤龙搅海

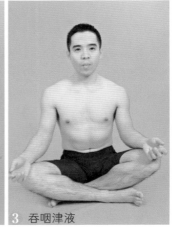
❸ 吞咽津液

寅时多笑养生法

肺在志为忧，悲忧易伤肺。肺气虚，则机体对不良刺激耐受性下降，易生悲忧情结。《黄帝内经·素问·四气调神大论》指出："使志安宁，以缓秋刑，收敛神气，使秋气平；无外其志，使肺气清，此秋气之应，养收之道也。"说明养肺首先要培养乐观情绪。

养肺的方法多种多样，"笑"可说是最简便有效的方法。笑对肺特别有益，中医有"常笑宣肺"一说。而现代医学也研究证明，不同程度的笑对呼吸器官、胸腔、腹部、肌肉等均有一定的调节作用。发自肺腑的微笑可使肺气布散全身，使面部、胸部及四肢肌群得到充分放松。大笑则能使肺扩张，人在笑中还会不自觉地进行深呼吸，清理呼吸道，使呼吸通畅。另外，人在开怀大笑时，可使更多的

氧气进入体内，随着血液行遍全身，让身体的每个细胞都能获得氧气的滋养。

笑虽可祛病健身，也必须适度，否则会"乐极生悲"。尤其是患有高血压、动脉粥样硬化症及手术后的患者都不宜放声大笑或狂笑。孕妇也不宜经常大笑，以免造成腹部猛烈抽搐而致早产或流产。

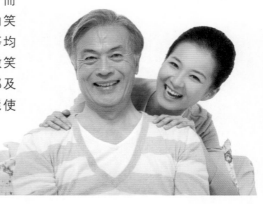

● 笑口常开益于养肺。

寅时养生要点小结

◎养肺忌悲伤，悲伤过度则肺气受损。

◎寅时防寒为首要保肺之道。

◎养肺宜多食酸味、白色食物。

◎保护鼻部是养肺的重点工作。

◎搞好室内绿化，是养肺一大秘诀。

◎必要时要戴口罩。

◎尽量远离二手烟。

◎早睡早起为养肺之道。

◎运动养肺效果好。

◎远离烟尘保护肺。

5：00～7：00

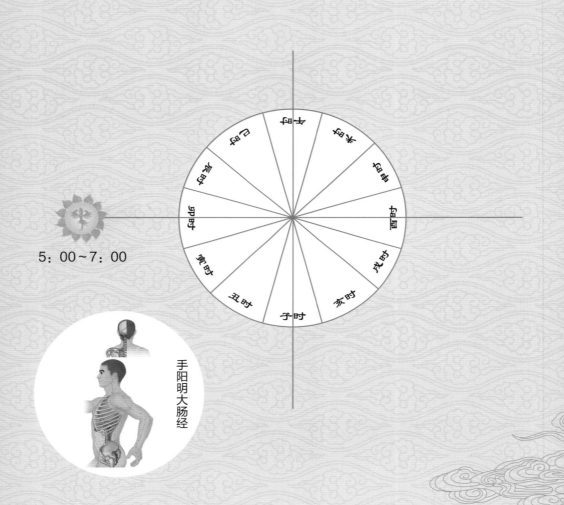

子时

丑时

寅时

卯时

辰时

巳时

午时

未时

申时

酉时

戌时

亥时

手阳明大肠经

卯时对应人体的经络是手阳明大肠经，对应的脏腑为大肠。该时辰气血流注于大肠经，故此时养生重在调养大肠及大肠经。

大肠的生理功能之一是形成粪便而排泄糟粕。大肠接受由小肠下移的饮食残渣，再吸收其中剩余的水分和养料之后，形成粪便，经肛门而排出体外，属于整个消化过程的最后阶段，故大肠有"传导之腑""传导之官"之称。《黄帝内经·素问·灵兰秘典论》中说："大肠者，传导之官，变化出焉。"大肠专门运输、清理我们体内的垃圾糟粕，大肠的传导功能正常与否主要表现为大便质和量的变化和排便次数的改变。

大肠以通为用，此时最佳的保健方法是排出粪便。有益于大肠经的食物是蔬菜和水果，因此我们可以多吃此类食物。

便秘是大肠养生的大敌，日常生活中可以通过各种方法，如经络按摩、穴位点压、刮痧、拔罐、调整饮食起居等方式来预防及缓解便秘，养护大肠。

十二时辰之卯时养生

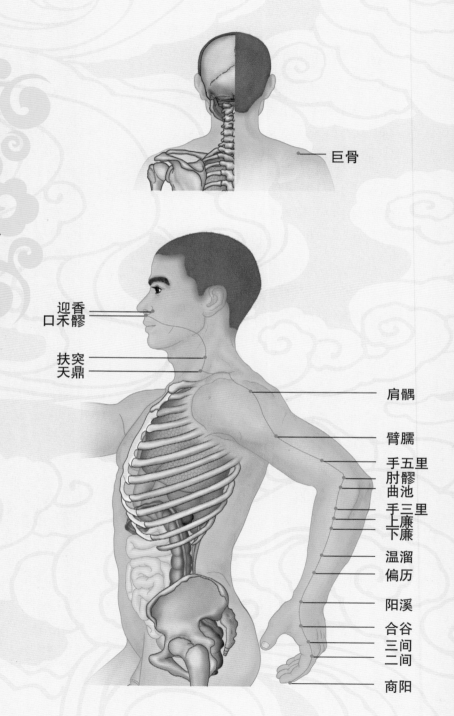

巨骨

迎香
香髎
禾
口

扶突
天鼎

肩髃

臂臑

手五里
肘髎
曲池
手三里
上廉
下廉

温溜
偏历

阳溪

合谷
三间
二间

商阳

循行路线

大肠手阳明之脉，起于大指次指之端，循指上廉，出合谷两骨之间，上入两筋之中，循臂上廉，入肘外廉，上臑外前廉，上肩，出髃骨之前廉，上出于柱骨之会上，下入缺盆，络肺，下膈，属大肠；其支者，从缺盆上颈，贯颊，入下齿中，还出挟口，交人中，左之右，右之左，上挟鼻孔。

——《黄帝内经·灵枢·经脉》

手阳明大肠经起于食指桡侧尖端（商阳），沿食指桡侧上行，经过合谷（第1、2掌骨之间）进入两筋（拇长伸肌腱和拇短伸肌腱）之间，沿上肢外侧前缘，上行至肩前，经肩髃（肩端部），过肩后，至项后督脉的大椎（第7颈椎棘突下），前行内入足阳明经的缺盆（锁骨上窝），络于肺，下行通过横膈，属于大肠。

分支

从缺盆上行，经颈旁（天鼎、扶突）至面颊，入下齿龈中，复返出来挟口角，通过足阳明胃经地仓，绕至上唇鼻中央督脉的水沟（人中），左脉右行，右脉左行，分别至鼻孔两旁（迎香），与足阳明胃经相接。

 ## 对应脏腑——大肠

▌ 大肠负责积聚与输送

卯时养生以养大肠为首要任务。大肠在脏腑功能活动中，表现为积聚与输送并存，实而不能满的状态，故以降为顺，以通为用。

▌ 大肠主津

大肠接受由小肠下注的食物残渣和剩余水分之后，将其中的部分水液重新再吸收，参与调节体内水液代谢的功能，称为"大肠主津"。

▌ 大肠可传导糟粕

大肠的功能是对食物残渣吸收过之后，将其形成粪便，并通过肠道运动将粪便排出。所以，大肠是粪便的储存器和排泄器官。中医将它归为五脏六腑的腑，又说它是"传导之腑""传道之官"，足以见其传导作用的显著。东汉王充说："欲得长生，肠中常清；欲得不死，肠中无渣。"可见健康长寿和大肠中清洁无积有关。

疏通大肠经的按摩法

大肠经行走于上肢外侧前缘，该经上的穴位多具有疏通大肠经气血、缓解胃肠疾病的功效。沿着大肠经走向拍打对上肢的不适也有较好的治疗作用。

拍打大肠经，改善便秘

定位 上肢背面的桡侧大肠经。

取穴 阳溪、偏历、温溜、下廉、上廉、手三里、曲池、肘髎、手五里、臂臑。

做法 ❶ 坐位，右臂弯曲伸向左侧，将右手放在左侧大腿膝盖上方（图①）。

❷ 左手握空拳（微握拳，不必太用力），从手腕开始，沿着大肠经的循行路线从下往上敲（图②）。

❸ 同样的方法，左手空握拳去拍打右臂。每天坚持拍打一次，每只手拍5分钟即可。

作用 ◎保持大肠经气血的旺盛通畅，改善便秘及腹泻症状。

◎疏通手臂气血，让手臂得到放松，可以预防手臂酸胀疼痛等。

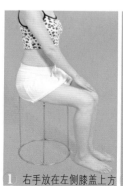

1 右手放在左侧膝盖上方

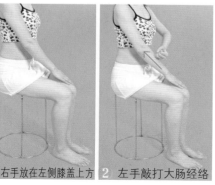

2 左手敲打大肠经络

贴心提醒

◎拍打时应从手腕向肩部拍打，一定要把整条经都拍到。

◎拍打的手法不要太重，力度以感觉舒适为宜。

◎也可采用站位，站立时，右臂伸向腹股沟定位，左手弯曲拍打右手大肠经，然后交换手臂。

◎对于大肠经的拍打，最好是在早上的5：00～7：00或起床之后进行。

养生看点聚焦

按摩的常用手法

◎**按法**：利用指尖或指掌在患者身体适当部位，有节奏地一起一落按下。

◎**摩法**：用手指或手掌在患者身体的适当部位，给予柔软地抚摩。

◎**推法**：向前用力推动。

◎**拿法**：用手把相应部位的皮肤，稍微用力地拿起来。

◎**揉法**：用手贴着患者皮肤，做轻微的旋转动作。

◎**捏法**：在相应部位，利用手指把皮肤和肌肉从骨面上捏起来。

◎**颤法**：一种颤而抖动的按摩手法。

◎**打法**：即叩击法，多在按摩后进行。

大肠经上的
特效保健穴

大肠经上的穴位能疏通大肠经气血，大肠经与大肠相连，而大肠是排泄糟粕的门户，如果大肠及大肠经气血流通不畅，会引起便秘，故大肠经上的穴位又多具有改善便秘的功效。

合谷——大肠经上的强壮原穴

定位 位于手背第1掌骨与第2掌骨（即拇指、食指）间陷中。取穴时拇、食两指张开，以另一手的拇指关

❶ 点压左手合谷

节横纹放在虎口上，虎口与第1、2掌骨结合部连线的中点；或者拇指、食指合拢，在肌肉的最高处取穴。

做法 以拇指指尖朝向无名指方向点压（图①）。

作用 ◎通经活络，镇静止痛。

◎合谷不仅是疏通大肠气血的要穴，还有较好的止痛效果，主治齿痛、手腕及臂部疼痛、口眼歪斜、感冒发热等症。

◎对妇科的痛经、难产也有较好的缓解效果。

贴心提醒

孕妇慎按此穴（孕妇可泻不可补，补即堕胎）。

古籍中记载，一位太子学会了号脉后，遇见一孕妇，太子给该孕妇诊脉后认定所怀为男，他的老师诊脉后说所怀为双胞胎，是一男一女。

太子当时就要剖开孕妇腹部验证，他的老师劝阻说，孕妇将产，不如等分娩后再验证。

太子不听，无奈老师为了保住妇人，只好用"催产"的办法：给孕妇针刺合谷与三阴交，合谷用补法，三阴交用泻法，针后不久，孕妇果然产下一男一女。可见孕妇用该穴有堕胎的风险。

商阳——人体自带的开塞露

定位 位于人体的手食指末节桡侧，距指甲角0.1寸处即本穴。

做法 用指甲用力掐（图②）。

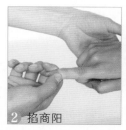

❷ 掐商阳

作用 商阳穴是专门缓解便秘的一个要穴，具有非常显著的作用。

贴心提醒

大肠功能失调，则会出现便秘，或腹泻。

便秘可以分成多种症型，如气虚便秘、血虚型便秘、津枯型便秘等。

商阳不是治疗气虚型这种便秘（就是觉得肚子胀却拉不出来）的，而是治津枯干燥型便秘的，即大便已经到肛门，却拉不出来这种便秘。

中医三大外用养生法——
刮痧、拔罐、针灸

刮痧、拔罐、针灸的保健效果在现代社会受到人们的广泛认可，下面为大家介绍大肠的常见病——便秘的刮痧、拔罐、针灸治疗方法。

改善便秘的刮痧法

凡大便干燥，排便困难，秘结不通，每周少于3次者称为便秘。大便排泄正常与否，与胃的通降、脾之运化、肺之肃降以及肾之封藏都有密切关系。

取穴 阳陵泉、中脘、天枢、大巨、脾俞、三焦俞、大肠俞（图①、图②）。

做法 在所选穴位处进行刮痧，以痧痕均匀为度。

作用 通腑化浊，消积化滞。

贴心提醒

如大便秘结不通，多日一解，排便时间延长，或虽有便意而排便困难者均可照此法刮痧治疗。

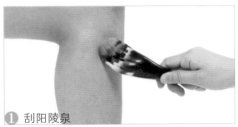

❶ 刮阳陵泉

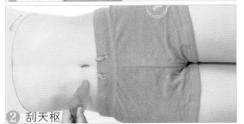

❷ 刮天枢

改善便秘的拔罐法

取穴 支沟、天枢、足三里、大肠俞、八髎。

做法 ❶ 取俯卧位，拔大肠俞、八髎穴，留罐10～15分钟。每日1次，10日为1疗程。

❷ 先选择大小合适的真空罐或火罐吸附于支沟、足三里、天枢，留罐10～15分钟（图③、图④）。

作用 通腑消积，适用于习惯性便秘。

贴心提醒

要多吃青菜和水果，多喝水、花果茶；不要过多地依赖于药品；同时，要少熬夜，尽量早睡。

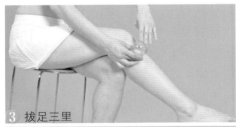

❸ 拔足三里

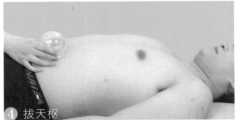

❹ 拔天枢

腹泻、腹胀灸神阙

表现 腹泻时腹中肠鸣音亢进。

取穴 神阙、天枢、足三里。

做法 温灸。将艾条的一端点燃，距离皮肤2～3厘米，以周围皮肤有温热感而不灼痛为宜。

作用 ◎调肠胃，理气血，宽肠止泻，适用于脾胃虚寒导致的腹泻且腹胀如鼓，腹中雷鸣。

◎对结肠炎等病症也有效。

肠鸣腹痛的艾炷灸法

表现 大便泻泄、清稀，伴腹胀、肠鸣、腹痛。

取穴 上廉（图①）、下廉、水分、建里。

做法 4穴各灸3～8壮，或温灸。

作用 调理肠胃，分利水湿，疏通腑气，适用于肠鸣、腹痛、腹泻。

贴心提醒

◎这4个穴位能够有效协调肠胃关系，但孕妇慎用。

◎腹泻患者在使用针灸疗法的同时，还应注意静养及饮食调理，才能加快疾病的康复速度。

调理肠胃的针灸法

表现 腹痛、上吐下泻或便秘。

取穴 曲池（图②）、足三里。

做法 直刺0.5～1寸，留针30分钟。

作用 通经活络，调理肠胃，适用于腹痛、上吐下泻、便秘等症状。

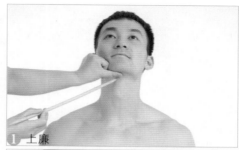

① 上廉

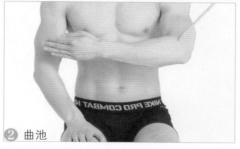

② 曲池

养生看点聚焦

施灸量和疗程

灸的单位为壮。每燃烧一个艾炷为1壮。至于施灸的时间长短原则是："灸从久，必须长期施行方能见效。"这是指慢性病而言。一般前3天，每天灸1次，以后间隔1日灸1次，或间隔两日灸1次，可连续灸治1个月、2个月、3个月，甚至半年或1年以上。

如果用于健身灸，则可以每月灸3～5次，终生使用，效果更好。如果是急性病、偶发病，有时只灸1～2次即可，因需要而定，不必限制时间和次数。如果是慢性病、顽固性疾病，隔日或间隔3、5、7日灸1次均可。要根据具体情况考虑。

卯时饮食养生法

卯时对应的脏腑是大肠，因而卯时养生所养的脏腑即是大肠。大肠的主要生理功能是传导食物残渣，排除糟粕，大肠的常见病症有两类：一是便秘，二是痔疮。

便秘是大肠的天敌。现代人较爱吃肉类及快餐，膳食纤维吸收较少，因此有便秘困扰的人越来越多。膳食纤维的果蔬能促进肠道蠕动，缩短粪便在体内停留的时间，从而起到清理肠道、预防便秘的作用。因此，每天要摄取20~30克膳食纤维。可以多吃些蔬菜、水果和粗粮。

痔疮是大肠的常见病，有"十人九痔"之说。痔疮发病原因很多，但腹泻和大便秘结均是痔疮的重要致病原因。大便秘结是最大的祸根，所以，通过饮食积极改善便秘是预防痔疮发生的重要方式之一。

❈ 饮食宜忌盘点

◎便秘患者饮食要清淡，减少刺激性饮食，切忌喝咖啡和红茶，不妨以花果茶和绿茶取代。

◎多食富含维生素B族的食物。

◎空腹一杯水，宿便都排净。

◎便秘者应禁忌饮酒。

❈ 宜吃食材推荐

动物类

鱼、鸡汤、鱼丸。

植物类

豆苗、大蒜、豆腐、松子仁、口蘑、芹菜、糙米、绿豆、玉米、燕麦片、西瓜、香蕉、梨、苹果、苦瓜、黄花菜、萝卜、蒜苗、洋葱、海带、黄豆、香菜、芝麻、核桃仁、杏仁。

● 大蒜　　● 绿豆　　● 玉米　　● 苹果　　● 海带

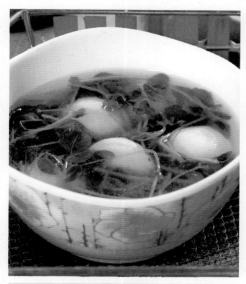

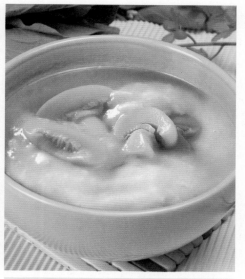

豌豆苗鱼丸汤

材料 鱼丸100克，豌豆苗150克，大蒜10瓣。

调料 盐适量。

做法

① 豌豆苗洗净备用；大蒜洗净，拍烂。

② 将油锅烧热，投入大蒜，炒出香味后放适量清水，煮沸后下鱼丸，煮熟后再放豆苗，稍煮片刻用盐调味即可。

养生疗效

清理肠道，预防便秘。豌豆苗是豌豆萌发出2～4个叶子时的幼苗，营养价值非常高。豌豆苗中含有较丰富的膳食纤维，可有效促进肠胃蠕动，缩短粪便在体内停留的时间，从而起到清理肠道、预防便秘的作用。

奶油蘑菇汤

材料 口蘑、面粉、猪肉各100克，牛奶1杯，炸面包丁少许。

调料 盐、味精、白胡椒粉、料酒、黄油、高汤各适量。

做法

① 口蘑洗净，切片；猪肉洗净，切小块，加适量清水煮沸，撇去浮沫，加料酒，再改小火炖熟。

② 黄油放锅中加热，再加面粉炒至黄色。

③ 将煮过的猪肉、高汤及牛奶分3次倒入锅中，不断搅拌至糊状，然后加高汤，搅拌成糊状汤汁。

④ 口蘑片放奶油汤中，大火煮开后，加盐、味精、白胡椒粉调味，最后加炸面包丁即可。

特效药材推荐

◎马齿苋◎海藻◎蜂蜜◎桑葚◎黑芝麻◎杏仁◎松子仁◎核桃仁◎韭菜◎萝卜◎决明子◎肉苁蓉◎莱菔子◎党参◎黄芪◎当归◎生地黄◎火麻仁◎枳实◎番泻叶◎藏红花◎土豆

中药对症单方

马齿苋饮缓解痢疾 马齿苋120克（鲜品），水煎，加红糖服，可缓解痢疾。马齿苋具有清热利窍的功效，民间多用马齿苋炒食，治大便秘结干燥。习惯性便秘患者，也宜用马齿苋煮粥服食。

桑葚饮润肠燥 新鲜黑桑葚挤汁，每次服15毫升，每日2次。或用鲜桑葚2000克，榨汁，白糖500克，先将白糖放入锅内，加水少许，小火煎熬，待糖溶化后加入桑葚汁，一同熬成桑葚膏。每日2次，每次15克，开水化服，连服1周。润肠，适用于体虚者的肠燥便秘，也适用于慢性血虚便秘。

松子仁粥改善慢性便秘 松子仁250～500克，炒熟后捣烂，加白糖500克，再加适量清水，一同用小火熬成膏，冷却后装瓶内，每日早、晚空腹食用，开水冲饮。有养颜、润肺、滑肠的功效。适宜慢性肠燥便秘者食用。

马铃薯糊治便秘 将马铃薯洗净后切薄片，放入搅拌机内搅成糊状，用无菌纱布绞汁，每日早上空腹及午饭前各服半玻璃杯。适宜习惯性便秘患者食用。大部分人在服用2～4天后即有效，个别便秘患者服用20天方才有效。

中药养生小妙方

核桃润肠粉 核桃仁、黑芝麻各500克，炒后捣烂研碎，早、晚空腹用少许蜂蜜调服，既可补养身体，又可治疗习惯性便秘。也可单用核桃肉30～50克，同大米煮粥，早、晚食用。适合大便燥结患者服食。

芝麻丸润 炒黑芝麻同冬桑叶共研为末，蜂蜜调和为丸，每日服12～15克。润肠通便，适宜肠燥便秘患者服食。

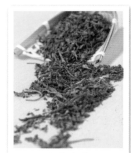

● 马齿苋

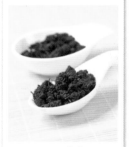

● 黑桑葚

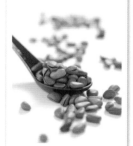

● 松子仁

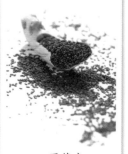

● 黑芝麻

枳实饮 枳实10克，每日1剂，水煎服。也可稍加大量，泡沸水当茶饮。

程华独创便秘方 金银花、菊花、绿茶、海藻各10克。用水煮沸，过滤后的茶水中加黑豆300克，山楂20克，煮八分熟，马齿苋30克与芹菜30克同炒后再放到八分熟的黑豆锅中，继续小火煮成粥样，分3次服用。此方为老中医程华独创秘方，用量为作者根据经验所加。一般便秘患者当日即可排出松软"香蕉便"，而不腹泻。

甘蔗蜂蜜汁 青皮甘蔗汁、蜂蜜各1酒盅，混匀，每日早、晚空腹服下。具有清热、生津、润肠的功效，适宜热性便秘者服食。

养生食疗药膳方

二仁通幽汤 核桃仁9个，郁李仁6克，当归尾5克，小茴香1克，藏红花1.5克。将五物合煮，去渣。不拘时饮用。具有润汤通便、行气滞消胀的功效，适宜于因血脉瘀阻导致的腹部胀满、大小便不通等症。

美味中药茶

决明苁蓉茶 决明子、肉苁蓉各10克，蜂蜜适量。先将决明子炒熟研细；用纱布包，再与肉苁蓉同入杯中，沸水冲泡，代茶频服。具有润肠通便的功效，适用于习惯性及老年性便秘。

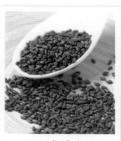

● 决明子

参芪苁蓉茶 取党参、黄芪、肉苁蓉各15克，杏仁（捣碎）、桃仁（捣碎）各10克，蜂蜜适量。将上述药物用沸水冲泡，代茶频饮，每日1剂。可缓解气虚不运型便秘。

☁ **养生看点聚焦**

起居防痔疮四要点

1.每次排便超过3分钟的，应逐步控制在3分钟以内。

2.司机、孕妇和久坐人士在每天上午和下午各做10次提肛动作。

3.习惯性大便干燥者，在每天晚饭后（隔1小时）生吃白菜心。

4.便后不能及时洗浴的，蹲厕起身前，可用较柔软的多层卫生纸夹在肛门处片刻。

卯时起居养生法

卯时起居养生的目的是保证大肠的功能正常，因而，首要的问题是保持二便通畅，尤其是及时排解大便，为此要养成定时排便的习惯，有规律的作息，早睡早起，这对改善大肠功能有较好的帮助。

要长生，二便通

二便是人体内食物残渣、机体代谢产物和有毒物质的主要排泄途径，二便正常与否，直接影响到人体的健康，所以民间有"要长生，二便清"之说，这里所讲的清是指二便通畅，能够及时排泄的意思。

中医认为，大便秘结不畅，可导致浊气上扰，气血逆乱，脏腑功能失调，因此而产生或诱发多种疾病；小便是水液在体内代谢后以排出的主要途径，如小便不通，则水湿在体内潴留而生内患。现代医学研究也证实，二便未能及时排出体外而在体内蓄积的氨、肌酐等有害物质和毒素，会对人体的健康造成危害。

正常的排便次数

大便一般为每天1～2次，或1～2天1次，这均为正常。2～3天排便1次者，大肠内存留的毒素会多于一般人。因此，最好养成每天定时排便的习惯，以改善大肠的内在环境。

卯时是排便的最佳时间

每天早上排掉前一天的粪便，一天都舒服，有助于毒素排出体外。

要做到定时排便

平时要养成定时排便的习惯，以建立正常的生理性神经反射，有助于二便的及时排出，做到有便不强忍，无便不强挣，并且注意便后要保持二阴的清洁。

要做到定时排便，首先要避免其"随意性"。早晨起床后第一件事就是进洗手间，即使没有"便意"，也不妨

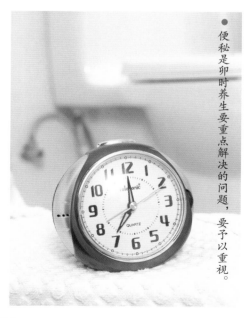

便秘是卯时养生要重点解决的问题，要予以重视。

在马桶上坐坐，酝酿一下，可以同时掐商阳或拍打大肠经。久而久之，就可以形成一种条件反射，让每天一到这一时间便有排便的欲望。

多运动可改善便秘

运动可促进胃肠蠕动，加快粪便排出，也可以缓解身心的压力。所以，平时不妨多活动一下，在力所能及的范围内增加一些运动量，这对改善便秘十分有效。

不过，专家提醒人们运动要讲究适度，本着劳逸结合的原则进行。

放松心情

有些便秘患者，因大便难以排出，会有较大的心理压力。这只会加重便秘，因此，不妨以"放轻松"的心情看待便秘这件事。

五更泻不算定时排便

有的人每天黎明时就着急上厕所，同时伴随肠鸣泄泻，故称"五更泻"。千万别把五更泄误认为是定时排便。

五更泻致病的原因主要是脾肾阳虚，命火不足，不能温养脾胃，故又名"肾泻"。

五更泻又称"鸡鸣泻"，虽然"一泻千里"之后肚子就会舒服很多，但其往往积年累月，给人带来烦恼，有时还会伴随手脚冰冷、腰膝酸软、神疲乏力等一系列症状。缓解的办法就是补脾肾。每天按摩足三里，平时可多喝当归羊肉汤，便可起到温补肾阳的效果，对缓解五更泻效果非常明显。

 # 腹部莫着凉

腹部为大肠之所在，腹部着凉则易引起腹痛、腹泻。古代养生家很注意腹部的保暖，《老老恒言·安寝》中说："腹为五脏之总，故腹本喜暖，老人下元虚弱，更宜加意暖之。"主张年老体弱者应戴"肚兜"或"肚束"保健。

◎肚兜：将艾叶捶软铺匀，盖上丝棉或棉花，装入双层肚兜内，将兜系于腹部即可。

◎肚束：又称为"腰彩"，为系于腰腹部宽七八寸的布。古人认为，此法"前护腹，旁护腰，后护命门，取益良多"。

以上两种方法均可配以有温暖作用的药末，装入其中，以加强温暖腹部的作用。

 # 通便用药需谨慎

有些便秘患者，长期用泻药来缓解便秘问题，对此，专家提醒患者市面上的通便剂通常能发挥效果，但如果服用过多这类药物，就会使肠道对药物产生依赖性，反而容易加重病情。

有些患者可能会问："什么情况下才能使用通便剂呢？"专家认为，能不用时则不用，尽量减少通便剂对肠道的刺激。除此之外，专家还提醒便秘患者，市面上的通便药品并非完全不可用，有些天然通便剂还是值得信赖的。

饮食清淡忌油腻

卯时吃早餐宜清淡为主，忌油腻，痉挛性结肠炎患者尤其应避免吃大餐，以免扩张消化道，使便秘更严重。

排便用力别过度

一些便秘患者为了排出大便，常用尽全身力气，专家认为，这并不是明智之举，可能会引起痔疮及肛门破裂，不仅会引起疼痛，而且也可能因窄化肛门口，使便秘更严重。再者，用力过度也会使血压升高。

植物油可能会加重便秘

橄榄油、大豆油等从植物中提取出的油脂是人们日常生活中必不可少的，但实验发现，这类油可能会加重便秘。

当然，并非油本身不好，而是当这些油进入人体后，会在胃内形成一层薄膜，使碳水化合物及蛋白质不易在胃及小肠内消化。这使消化时间延迟了20小时左右，并引发食物腐化，这些腐化的食物和气

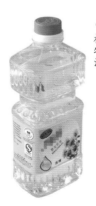
· 植物油

体、毒素等物，会一起存积于结肠及大肠中。

卯时空腹饮水调肠胃

卯时是大肠经活动最旺盛的时刻，最利于排便。

早晨空腹饮白开水，或者在水中加适量可溶性膳食纤维，可以有效调理肠胃功能，改善便秘。

每天在固定时间（比如每天早晨6点钟左右）一口气喝1~2杯水，有利于软化肠内容物，帮助排便，将体内的毒素和垃圾排泄出去，为一天的工作做好准备。长期坚持，能养成早起定时排便的好习惯。

卯时酒饮不得

白居易说"莫饮卯时酒，昏昏醉到酉。"但是不少爱酒的朋友喜欢卯时小斟一盅，这是很不好的习惯。

卯时起床后，尚处于空腹状态，此时饮酒会加重对胃肠道的刺激，增加胃肠负担。

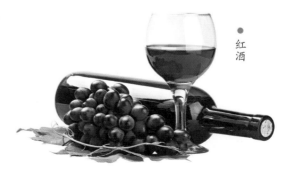
· 红酒

卯时情绪养生法

美国哥伦比亚大学的解剖学教授麦克杰森的一项研究发现，大多数患有肠炎的人在童年时期都遭遇过家庭变故，如父母离婚或亲人去世等，这些创伤性的经历对他们的心理健康产生了负面影响。这些孩子可能会变得孤僻，甚至发展成自闭症。这种不健康的心理状态还可能导致他们的身体出现问题，比如难以治愈的肠道疾病。

事实上，很多人可能都有这样的经历：在炎热的夏天，高温和潮湿的天气经常让人感到烦躁不安，容易发脾气，缺乏耐心，情绪低落，对事物失去兴趣，食欲减退。如果这种情绪持续存在，就可能会导致肠道问题，如腹泻、腹痛、肠鸣和肠炎等。

医学分析认为，高温天气易使人感到急躁，这可能会导致自主神经系统紊乱。自主神经系统负责管理我们的消化系统和内分泌系统，它不仅受中枢神经系统控制，也受情绪影响。当情绪波动大时，自主神经系统可能会发生故障，进而影响消化吸收，导致肠道出现问题。因此，保持平静和乐观的心态对于维护肠道健康非常重要。

人们常说"笑一笑，十年少"，经常笑的人看起来更年轻，身体功能衰退的速度也更慢。因此，要维护肠道健康，除了要注意饮食、睡眠和排便，还要保持良好的情绪状态。

卯时养生要点小结

◎卯时排便是对大肠最好的护养。

◎养成定时排便的习惯。

◎多吃膳食纤维含量高的食物，为排便增添动力。

◎按摩天枢、商阳等穴可以调理肠胃功能，缓解便秘症状。

◎早晨起来，喝一杯水有助于促进排便。

◎晚上空腹，然后做仰卧起坐1~2分钟，或沿着结肠走向顺时针按摩腹部，刺激肠道，促进肠蠕动。

◎养大肠要注意腹部保暖。

◎早起不贪睡，少患胃肠病。

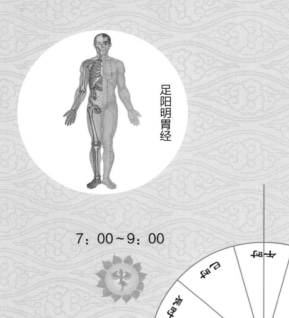

足阳明胃经

7：00～9：00

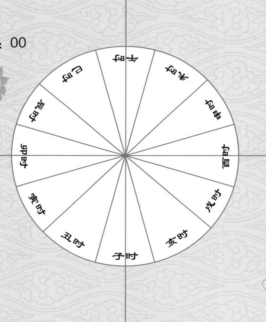

辰时人体的气血流注于胃与胃经。此时，人体的胃肠消化吸收功能最强，是各组织器官获取滋养的最佳时段。同时，经过一夜的消耗，人体需要补充营养，胃已经为消化食物做好了充足的准备，分泌出足够的胃酸。

胆汁经过一夜的分泌储存，此时进餐还有利于胆汁的排空，如果不吃早饭，胆汁在胆囊内浓缩，很容易形成结石。有研究表明，不吃早饭的人比吃早饭的人更容易患胆囊结石。再者，没有食物，脾胃气血生化乏源，对各脏腑也会造成不利的影响。

另外，胃经是多气多血之经。只有气血畅通，胃的功能才能正常，才能避免胃脘疼痛、胃脘胀满、大便秘结、恶心、呕吐、呃逆等一系列胃肠疾病。由此可见，辰时养胃及胃经有非常重要的意义。按摩、刮痧、拔罐、饮食、运动等均有调理胃经、增强胃功能的作用，针灸则可缓解某些胃部疾病。

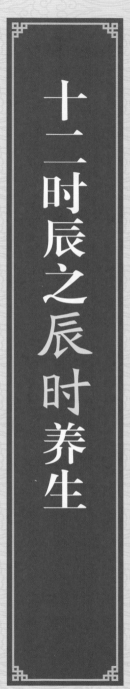

十二时辰之辰时养生

第五章

足阳明胃经

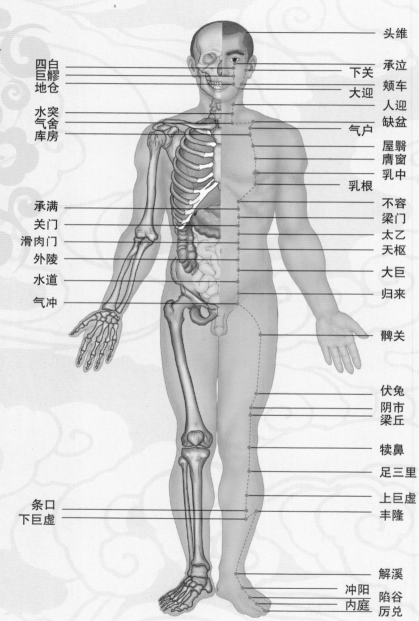

头维
承泣
下关
颊车
大迎
人迎
缺盆
气户
屋翳
膺窗
乳中
乳根
不容
梁门
太乙
天枢
大巨
归来
髀关
伏兔
阴市
梁丘
犊鼻
足三里
上巨虚
丰隆
解溪
冲阳
陷谷
内庭
厉兑

四白
巨髎
地仓
水突
气舍
库房
气户房

承满
关门
滑肉门
外陵
水道
气冲

条口
下巨虚

循行路线

胃足阳明之脉，起于鼻，交頞中，旁约太阳之脉，下循鼻外，入上齿中，还出挟口，环唇，下交承浆，却循颐后下廉，出大迎，循颊车，上耳前，过客主人，循发际，至额颅；其支者：从大迎前，下人迎，循喉咙，入缺盆，下膈，属胃，络脾；其直者，从缺盆下乳内廉，下挟脐，入气街中；其支者，起于胃口，下循腹里，下至气街中而合。以下髀关，抵伏兔，下膝膑中，下循胫外廉，下足跗，入中趾内间；其支者，下廉三寸而别，下入中趾外间；其支者，别跗上，入大趾间，出其端。

——《黄帝内经·灵枢·经脉》

从缺盆下行，沿乳中线下行，夹脐两旁（沿中线旁开2寸），至鼠蹊部的气冲（又名气街）。

分支

面部分支：从大迎前方下行到人迎，沿喉咙旁进入缺盆，向下通过横膈，属于胃（会合任脉的上脘、中脘），络于脾。

目系分支：从目系走向面颊的深层，下行环绕口唇之内。

胃下口分支：从胃下口幽门处附近分出，沿腹腔深层，下行至气街，与来自缺盆的直行脉会合于气冲（气街）。再由此斜向下行到大腿前侧（髀关）；沿下肢外侧前缘，经过膝盖，沿胫骨外侧前缘下行至足背，进入第2足趾外侧（厉兑）。

肝部分支：从肝分出，穿过横膈，向上流注于肺（交于手太阴肺经）。

胫部分支：从膝下三寸足三里分出，下行至第3足趾外侧端。

足背分支：从足背（冲阳）分出，进入足大趾内侧（隐白），与足太阴脾经相接。

 对应脏腑——胃

▌ 胃以通降为顺，与脾相表里

◎胃的通降功能正常，才能将食物排入小肠，进而将食物残渣下输于大肠，然后以糟粕的形式排出体外。

◎胃主通降与脾主升清相对，脾胃互为表里，人体气血将在下一时辰流注于脾经。

▌ 胃喜润恶燥

这是指胃喜于滋润而恶于燥烈的特性。胃中津液充足，方能维持通降下行之性。

疏通胃经的按摩法

按摩胃经包括两部分：一是自上而下推按腹部胃经，二是面部。按摩面部多通过"干洗脸"的动作进行刺激，同时按摩面部可以促进面部气血流通，具有美容的效果。

缓解胃功能紊乱的按摩法

定位 胃经循经按揉，重点是从腹部到小腿胃经。

取穴 乳根、天枢、大巨、伏兔、犊鼻、足三里、上巨虚、下巨虚、丰隆。

做法 ❶ 从上到下进行推揉、按揉胃经，重复操作3～5遍（图①～图③）。
❷ 重点点揉天枢、足三里，各点揉2～3分钟（图④、图⑤）。

作用 ◎疏通胃经气血。
◎缓解胃肠功能紊乱。

贴心提醒
操作最好在辰时进行，或早上未起床时进行。

干洗脸疏通面部胃经

定位 面部胃经。足阳明胃经在面部循行较广泛，上至额，下至颏，中至鼻，旁至两颊，几乎遍布整个面部。

取穴 承泣、四白、巨髎、地仓、大迎、颊车。

做法 ❶ 双手摩擦使手心发热后，然后捂于面部，做洗脸动作。反复操作数次（图⑥、图⑦）。
❷ 重点点揉穴位，如承泣、四白等，各点揉2～3分钟。

作用 疏通胃经气血。可以收到很好的美容效果，使面色变得红润、有光泽；可以缓解视疲劳的症状，如眼干眼涩、异物感、眼皮沉重感、视物模糊、畏光流泪、眼胀痛及眼部充血等。

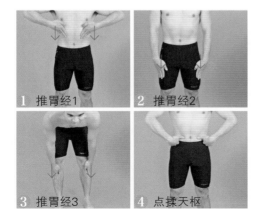

1 推胃经1　　2 推胃经2

3 推胃经3　　4 点揉天枢

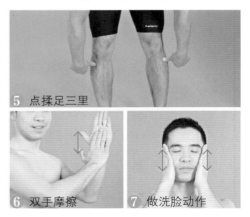

5 点揉足三里

6 双手摩擦　　7 做洗脸动作

胃经上的特效保健穴

胃经上的穴位能疏通胃经气血，改善脾胃功能。对某些特效穴位进行点压可以促进胃经气血运行，预防及辅助治疗胃部疾病。此外，还可以对穴位周围的疾病加以辅助治疗。

足三里——健胃要穴

定位 位于小腿前外侧，在犊鼻下3寸，距胫骨前缘1横指处。用手从膝盖正中往下摸取胫骨粗隆，可在胫骨粗隆外下缘直下1寸处取穴。

❶ 按压足三里

做法 用拇指指尖或按摩棒用力按压、点揉3～5分钟（图①）。

作用 ◎健脾和胃。

◎辅助治疗胃脘疼痛、腹胀、呕吐、呃逆、肠鸣、泄泻、腹痛、痢疾、食滞胃脘、疳积、便秘等。

贴心提醒

足三里应用广泛，为强身健体的要穴。按摩此穴可预防脑血管发生意外，同时足三里还是胃的下合穴，临床以该穴作为辅助治疗脾胃病的主穴之一。

天枢——消化系统的枢纽

定位 位于腹中部，平脐，距脐中2寸，可在脐中旁开2寸处取穴。

做法 用拇指指尖或按摩棒用力按压、点揉3～5分钟（图②）。

作用 ◎调中和胃，理气健脾。

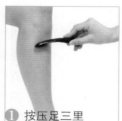

❷ 按压天枢

◎缓解泄泻、痢疾、腹胀、肠鸣、肠痛、胃痛、呕吐、黄疸等病症。

上巨虚——调和肠胃的常用穴

定位 位于小腿前外侧，犊鼻下6寸，距胫骨前缘1横指（中指）处。

做法 用食指指尖点揉穴位3～5分钟（图③）。

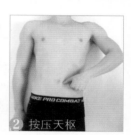

❸ 点揉上巨虚

作用 ◎调和肠胃，缓解腹胀、肠鸣、胃痛、便秘、泄泻、食欲不振。

◎可通经活络，缓解下肢不遂、痿痹疼痛、麻木，腰膝酸痛，上肢屈伸不利等。

贴心提醒

上巨虚是大肠的合穴，为治疗各种肠疾的常用穴，常与足三里配合应用。足阳明经筋循胁属脊，经脉分布于胸部。所有因胃气上逆而见气上冲胸、胸肋憋胀疼痛的人，均可选本穴。

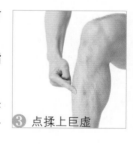

肠胃病表现为胃脘部的疼痛、灼感、恶心、食欲不振，甚至呕吐，可以用拔罐、刮痧、针灸的方法进行辅疗，坚持使用，可以有效改善以上不适症状。

缓解慢性胃炎的刮痧法

慢性胃炎为胃黏膜非特异性慢性炎症，临床表现多无特异性症状，一般有阵发性或持续性上腹部不适、胀痛或烧灼感，及持久的轻度恶心、食欲不振、口苦、进食易饱、呕吐等症状。常反复发作，以20～40岁的男性多见，但萎缩性胃炎则以40岁以上为多见。本病为临床常见病、多发病之一。

取穴 ◎背部：脾俞、胃俞、膈俞、肝俞、胆俞、三焦俞、肾俞、气海俞、大肠俞。

◎腹部：中脘、天枢。

◎下肢部：足三里、阴陵泉。

做法 取上述部位的穴位，用适当力度刮3～7遍，以痧痕均匀出现为度（图①）。

作用 具有健脾和胃的功效，坚持刮痧有助于修复胃黏膜。

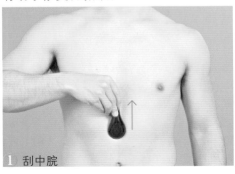

① 刮中脘

缓解胃痛的拔罐法

胃痛多半由饮食不洁或精神有压力所致，心窝至肚脐处常感不适，多有疼痛、打嗝、消化不良、恶心等症状。

取穴 中脘、膈俞、胃俞。

做法 ❶ 先拔腹部的中脘、天枢。留罐5～10分钟（图②）。

❷ 拔背部的膈俞、胃俞。留罐5～10分钟（图③）。

作用 健脾和胃，行气止痛。

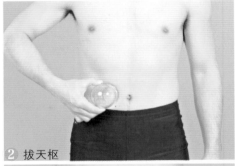

② 拔天枢

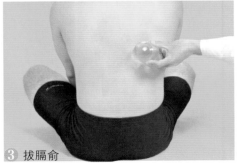

③ 拔膈俞

治疗呕吐的针灸法

▋ 寒客胃脘型呕吐

表现 时吐清水或稀涎,进食则吐,喜暖畏寒或大便溏薄,苔白,脉迟。

取穴 中脘、内关、足三里、公孙、上脘、胃俞。

做法 坐位,留针30分钟并加温灸。

作用 健脾和胃,降逆止呕。

▋ 热蕴胃脘型呕吐

表现 多食即吐,呕吐酸苦热臭,口渴,喜寒恶热,便秘,脉数,苔黄。

取穴 中脘、内关、足三里、公孙、合谷、金津、玉液。

做法 坐位,取金津、玉液点刺,其他穴位留针30分钟。

作用 清热和胃,降逆止呕。

▋ 反胃型呕吐

表现 反胃、恶心、咽部有异物感。

取穴 反胃奇穴。

定位 反胃奇穴分上下穴,上穴在两乳下1寸,下穴在内踝下,用手三指斜向前排之处。古代有《灸反胃穴歌》:反胃上下灸奇穴,上在乳下一寸也,下在内踝之下取,三指稍斜向前者。

做法 各灸两侧上下反胃穴5~7壮,也可温灸,艾灸反胃奇穴(图①、图②)。

作用 调和胃气,降逆止呕。

> **贴心提醒**
> 注意艾条与皮肤的距离,以能耐受为度。

健脾益胃的艾灸法

取穴 足三里。

做法 用艾条、艾炷灸均可,时间可掌握在5~10分钟。温灸。将艾条的一端点燃,距离皮肤2~3厘米,以周围皮肤有温热感而不灼痛为宜(图③)。

作用 ◎常灸足三里,可健脾益胃,促进消化、吸收,强壮身体。

◎中老年人常灸足三里还可预防中风,具有防老及强身的作用。

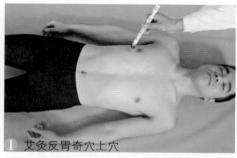
① 艾灸反胃奇穴上穴

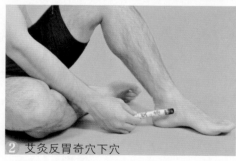
② 艾灸反胃奇穴下穴

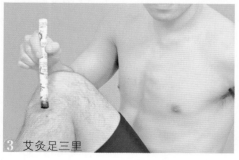
③ 艾灸足三里

辰时饮食养生法

胃是仓廪之官，我们所吃的食物都要经过胃才能被人体消化吸收，所以，胃更需要我们调养。无论是采用食物还是药膳、方剂调养都要讲究一些方式方法，需要注意以下几点。

◎**饮食定时定量**。从生活作息上做起，一天三顿饭要定时定量，最好给自己设定一个时间表，然后严格遵守。

◎**"饮食自倍，脾胃乃伤"**。胃是由平滑肌组成的"囊"，具有一定的收缩性，但并不是可以无限制地扩大。超出了限度就会破裂——穿孔，就好像气球充气过度会破裂一样。所以，饮食量一定要限制，最好是八分饱。如果是坚硬难以消化的食物，则更要少吃。

❋ 饮食宜忌盘点

◎有胃病的人饭后不宜运动，最好等胃部的食物消化差不多了再开始运动。

◎餐后半小时后进行慢步行走，对消化有帮助。

◎三餐都要吃好，早餐必不可少。

◎胃病忌吃"硬"，可以多喝小米粥。

◎细嚼慢咽，以减轻胃肠负担。

◎少吃油炸食物，因为这类食物不容易消化，会加重消化道负担。

◎少吃腌制食物，因为这些食物中含有较多的盐分及某些致癌物，不宜多吃。

◎少吃生冷、刺激性食物，因为生冷和刺激性强的食物对消化道黏膜具有较强的刺激作用，容易引起腹泻或消化道炎症。

❋ 宜吃食材推荐

动物类

猪瘦肉、虾皮。

植物类

小米、南瓜、木瓜、胡萝卜、西红柿、洋葱、大蒜、紫菜、山药、莲子、黄豆、扁豆、薏米、香蕉、红枣、栗子、百合。

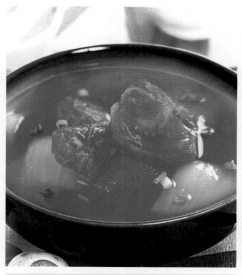

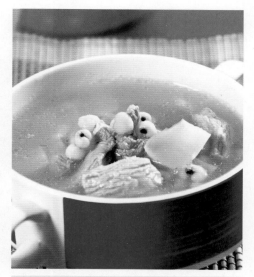

西红柿洋葱汤

材料 西红柿2个，洋葱半个，葱1根。

调料 高汤4碗，盐适量。

做法

① 洋葱去皮洗净切片；西红柿洗净，先以热水氽烫去皮，再对半切块；葱洗净切花。

② 高汤、洋葱片和西红柿块一起下锅，煮开后改小火煮30分钟，加盐调味，撒上葱花即可。

养生疗效

　　健胃消食。西红柿味甘、酸，性微寒，有生津止渴、健胃消食的作用，有效改善食欲不振等症，经常食用，可令人胃口大开。

　　未成熟的西红柿因为含有番茄碱，不宜生吃。

薏米瘦肉煲

材料 薏米100克，鲜百合40克，猪瘦肉150克。

调料 盐、冰糖各适量。

做法

① 薏米放入清水中浸泡半天；百合洗净，逐片掰开。

② 猪瘦肉用温水洗净，切成长小块。

③ 将薏米、猪肉块一并放入瓦罐中，加足量清水，煮至八成熟，再加入冰糖、盐、百合，小火炖至猪肉酥烂即可。

养生疗效

　　此汤具有养胃、健脾、祛湿的功效。汤中薏米养胃、健脾、祛湿，百合也具有很强的养胃功效，两者结合，对慢性胃炎患者具有很好的补益作用。

特效药材推荐

◎党参◎红枣◎人参◎茯苓◎生姜◎红花◎白术◎甘草◎枸杞子◎鱼腥草◎桑叶◎高良姜◎艾叶◎丹参◎莱菔子◎延胡索◎五倍子◎生黄芪

中药对症单方

莱菔子饮治胃病 莱菔子9克。炒为细末。开水冲服。可用于治气积胃痛。

枸杞子缓解胃炎 枸杞子适量，洗净，烘干，每日20克，分2次空腹嚼服，2个月为1疗程。可用于胃炎的预防及改善。

桑叶饮减轻胃痛 桑叶100克，水煎服。每日1～2次。可缓解胃痛。

高良姜酒止吐泻 高良姜适量。火炙令焦香。每次用15克，以酒1升煮3～4沸，顿服。可止吐泻。

艾叶茶治胃寒 艾叶适量。春季采集幼苗晒干，研成粗末，用时沸水冲泡。代茶频饮，每日3～4次，每次3克。可用于缓解胃寒、腹痛。

五倍子散用于胃炎 五倍子240克，洗净。焙干研末。每次服3克，姜汤送下，可用于胃炎。

延胡索散 延胡索适量，研成细末。每次服3～6克，开水送服，每日3次。可用于各型胃痛。孕妇忌服。

养生食疗药膳方

红花生姜糯米粥 糯米100克，生姜10克，葱白20克，红花6克。将生姜切成细丝，红花洗净，葱白切成葱花，糯米淘洗干净。然后将糯米、生姜、红花、葱白一同放入锅内，加适量清水，置大火上烧沸，小火煮35分钟即可。糯米性味甘温，入脾、肾、肺经，具有温胃健脾、益气止泻、生津止汗的作用。慢性萎缩性胃炎和消化不良者食用可促进胃液分泌，增进食欲，帮助消化。

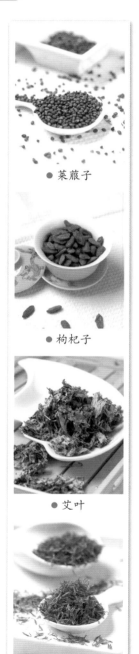

● 莱菔子

● 枸杞子

● 艾叶

● 红花

黄芪内金粥 生黄芪12克，薏米、赤小豆各10克，鸡内金粉7克，糯米80克。将生黄芪加水煮20分钟，取汁，加入薏米、赤小豆、糯米煮成粥，加入鸡内金粉即可。黄芪补气固表，敛疮生肌；薏米健脾渗湿，除痹止泻；赤小豆利湿退黄，清热解毒；鸡内金消食健脾，能使胃液分泌量增加，改善胃的运动功能；糯米能补中益气。因此，此粥具有消食和胃的功效，可用于脾虚湿滞食停所致的脘腹胀闷、食欲不振、体困便溏等。

养生保健药酒

蝮蛇酒 蝮蛇1条，白酒500毫升。将蝮蛇用酒泡1年以上。每次食前饮一小杯，每日3次，连续服26天。温中和胃，活络止痛。可缓解胃痉挛所引起的胃痛。

川椒酒 川椒120克，将川椒炒后用黄酒淋之。每日饮酒适量，用于缓解胃脘冷痛。

美味中药茶

丹参茶 丹参、山楂各15克，檀香10克，蜂蜜50克。将丹参、山楂、檀香共放锅中，加适量水，煮沸；30分钟后捞去药渣，加入蜂蜜溶化后倒入保温杯中当茶饮用。每日1剂，有活血化瘀、通络止痛的功效，用于缓解瘀血胃痛，症见胃脘疼痛如针刺或如刀割，痛处固定而拒按，夜间更甚，或有便血，舌质紫暗或有瘀点，脉涩等。

佛手香橼茶 佛手、香橼各15克，红枣10克。先将佛手、香橼切细丝，红枣撕开去核，共放保温杯中，加入沸水，加盖浸泡20分钟即可代茶饮，每天1剂，有疏肝解郁、理气止痛的功效，可用于气滞型胃脘胀痛。

 养生看点聚焦

养胃食物对症选

中医认为，食物和药物一样，也存在性与味的差别。

◎温热食物适合于脾胃虚寒的患者食用：羊肉、牛肉、鸡肉、韭菜、胡萝卜、葱、大蒜、生姜等。

◎寒凉食物适合于实热证的脾胃病患者食用：海带、紫菜、蘑菇、竹笋、莲藕、白萝卜、菠菜、芹菜、苹果等。

◎平性食物适合于各型脾胃病患者食用：猪肉、牛肚、鹅肉、黄花鱼、莲子、白果、杏、无花果、桃、黑木耳、银耳、香菇、茼蒿等。

辰时起居养生法

养胃除了选择合适的食材、食谱、药膳外，最关键的还是保证进食的规律性，养成良好的进食习惯。尤其要保证一日三餐定时定量，以满足人体所必需的能量，但又不要增加胃的负担。

 为什么每天要吃三顿饭

一日三餐的合理性

吃饭主要是为了保证身体的正常发育和健康。研究证明，每日三餐，食物中的蛋白质消化吸收率约为85%；如改为每日两餐，每餐各吃全天食物量的一半，则蛋白质消化吸收率仅为75%。如果把三次饭的量加起来，一次吃下，蛋白质消化吸收率仅为50%左右。因此，按照我国人民的生活习惯，一般来说，一日三餐是比较合理的。

一日三餐符合人体生物钟的规律

现代研究证明，在早、中、晚这三段时间里，人体内的消化酶特别活跃，这就说明人在什么时候吃饭是由生物钟控制的。

一日三餐与大脑活动也有关系

人脑每天占人体耗能的比重很大，而且脑的能源供应只有葡萄糖，每天需要110~145克。而肝脏从每顿饭中最多只能提供50克左右的葡萄糖。保证一日三餐定时定量，即能保证肝脏为大脑提供足够的葡萄糖。

一日三餐与消化器官的关系

固体食物从食道到胃需30~60秒，在胃中停留4小时才到达小肠。因此，一日三餐间隔4~5小时，从消化吸收上看也是合理的。

 科学搭配一日三餐

早餐要吃好

营养专家认为，早餐是一天中最重要的一顿饭，每天吃一顿好的早餐，可使人长寿。早餐要吃好，是指早餐应吃一些营养价值高、少而精的食物。因为人经过一夜的睡眠，头一天晚上进食的营养已基本耗完，只有早上及时地补充营养，才能满足上午工作、劳动和学习的需要。

早餐在设计上选择易消化吸收、膳食纤维含量高的食物为主，最好能使主食的比例最高，如此将成为一天精力的主要来源。

主食一般吃含淀粉多的食物，如

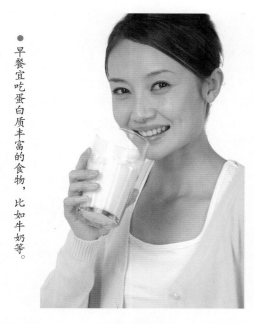

● 早餐宜吃蛋白质丰富的食物，比如牛奶等。

馒头、豆包、玉米面窝头等，还要适当地增加一些含蛋白质丰富的食物，如牛奶、豆浆、鸡蛋等，使体内的血糖恢复到正常水平，从而使人精神振奋，能精力充沛地工作与学习。

午餐要吃饱

俗话说"中午饱，一天饱"。说明午餐是一日中主要的一餐。

由于上午体内能量消耗较大，午后还要继续工作和学习，因此，不同年龄、不同体力的人午餐能量应占每天所需总能量的40%。

主食应在150～200克，可在米饭、面食，如馒头、面条、大饼、玉米面发糕等中间任意选择。

副食在240～360克，以满足人体对矿物质和维生素的需要，如肉、蛋、奶、禽类、豆制品类、海产品、蔬菜

类等，一般宜选择50～100克的肉禽蛋类，50克豆制品，再配上200～250克蔬菜，也就是要吃些耐饥饿又能产生高能量的食物，使体内血糖继续维持在正常水平，从而保证下午的工作和学习。

晚餐须吃少

晚餐如果比较接近睡眠时间，不宜吃得太饱。

晚餐应选择含膳食纤维多的食物。比如一道生菜沙拉，内有各式蔬菜。食用时也可用海苔卷包起，做些变化。主食与副食的量都可适量减少，以便到睡觉时正好是空腹的状态。

一般而言，晚上多数人血液循环较慢，所以可以选些天然的热性食物来促进血液循环，比如咖喱、肉桂等。寒性蔬菜如小黄瓜、菜瓜、冬瓜等晚上食用量应少些。

养生看点聚焦

《中国居民膳食指南》的建议

《中国居民膳食指南（2022）》建议，每天应摄入的主要食物种类及数量。

薯类50～100克；谷类200～300克；蔬菜类300～500克；水果类200～350克；动物性食物120～200克；奶及奶制品300～500克；大豆及坚果类25～35克；油25～30克；盐小于5克。

辰时运动养生法

辰时是晨练的时间，早晨起床后，洗漱完毕，大脑清醒了，可以做一下晨练。下面几个动作比较易学易做。

1.起势：面向南方，略带微笑，双足与肩等宽站立，上身放松，下身微微下蹲，足趾轻轻抓地，双目远眺（图①）。

2.头部活动：以头作笔尖，用意念调动头部写"长寿"两个字（图②）。这两个字可写两遍，然后令头部围绕这两个字画圆，先顺时针方向，再逆时针方向画2圈。以上动作要缓慢些，不求速度，但求稳妥，时间约2分钟。

3.扩胸运动：姿势站立不变，两腿稍屈，两臂经胸前平举，合掌指尖向前，低头含胸。然后两腿伸直，两臂向左右摆至侧平举（掌心向后），抬头挺胸。两腿屈伸一次，两臂胸前平屈并后振一次（拳心向下），再收回，时间约1分钟，动作要慢，扩胸时不要太猛烈，力量适中为宜（图③）。

4.交叉摆掌：站立，两手下垂，两掌交叉，掌心向腹部，然后两臂向外侧张开，张开幅度以适宜自然为度，速度不求快，张开手臂之后，随即收臂，使两手掌回复成交叉姿势，时间约1分钟（图④）。

5.双掌摩腹：两掌叠放，掌心朝向腹部，置于腹部，从胃脘开始，以适当力度摩腹。顺时针60圈，逆时针60圈，时间约3分钟（图⑤）。

6.放松：方法是双手搓热，在身体上下前后，尤其是足三里及涌泉重点按揉，另外腰部也重点按揉一会儿，时间约1分钟。然后放松，静立片刻（图⑥）。

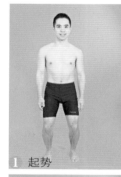
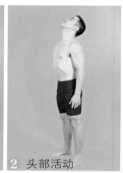

1 起势 　 2 头部活动

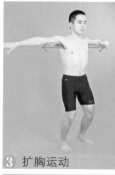
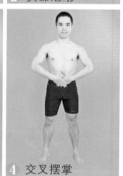

3 扩胸运动 　 4 交叉摆掌

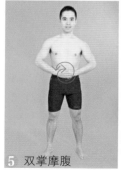
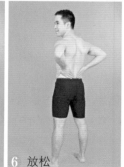

5 双掌摩腹 　 6 放松

辰时精神养生法

胃是否健康与精神因素有很大关系。过度的精神刺激，如恐惧、悲伤、忧郁等都会引起大脑皮层的功能失调，促进迷走神经功能紊乱，导致胃壁血管痉挛性收缩，进而诱发胃炎、胃溃疡。

因此，平时要精神愉快、乐观开朗、意志坚强、心平气和，并善于从困境中解脱自己。

另外，精神高度紧张也是诱发胃病的重要原因，如司机、快递员、办公室伏案人员等的胃病发生率都很高，所以这些人更应该保持良好的生活，保持精神愉快和情绪稳定，避免紧张、焦虑、恼怒等不良情绪的刺激。同时，注意劳逸结合，防止过度疲劳而延缓胃病的康复。

辰时养生要点小结

◎规律饮食，定时定量，合理选食，胃病少生。
◎劳逸结合，保护胃黏膜。
◎忌烟限酒，胃病好康复。
◎避免饥饱无度，保护胃健康。
◎晚餐少吃，胃病不生。
◎忌咖啡、浓茶，以保护胃黏膜。
◎忌滥用药物。
◎及时排解不快情绪，减少胃病发生率。
◎择时饮水，最佳的饮水时间是晨起空腹时及每次进餐前1小时。
◎注意防寒，胃部受凉后会使胃的功能受损，故要注意胃部保暖不要受寒。
◎寒凉食物要少吃。
◎冷热食物忌同食。
◎胃病患者忌多吃糯米类食物。

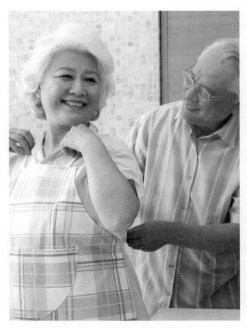

● 精神愉悦、饮食有常是养胃之道。

别称 巳时又名隅中、日禺等，指临近中午的时候

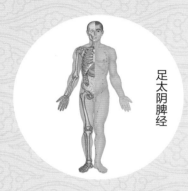

足太阴脾经

9：00～11：00

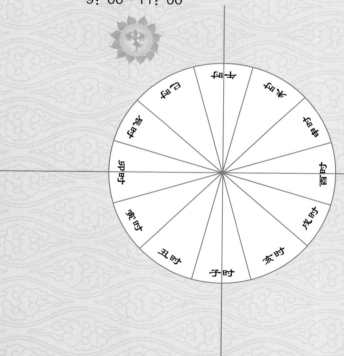

第六章

十二时辰之巳时养生

巳时人体的气血流注于脾及脾经，因此巳时养生的重点是养脾经及脾。足太阴脾经从足大趾前端沿内侧上行足内踝前，循行于下肢内侧和胸腹部的外侧，最后注入心中，与脾、胃、心联系密切。其中，脾胃是后天之本，气血生化之源。

胃受纳的食物，要靠脾运化为血，以供全身的需要。若脾经气血运行不畅，脾的功能失调，就会出现头重如裹、脘腹胀闷、口黏不渴、肢倦、呕吐痰涎、泄泻、水肿等症状。

脾主肌肉四肢，想要养脾，锻炼是必不可少的，通过锻炼肌肉，便可达到强健脾胃的效果。还可以通过经络按摩、针灸、拔罐等方式，促进气血的运行。

另外，饮食上也应注意。"脾苦湿，急食苦以燥之。""脾欲缓，急食甘以缓之，用苦泻之，甘补之。"可见，苦味、甘味的食物对脾有保健的功效。

足太阴脾经

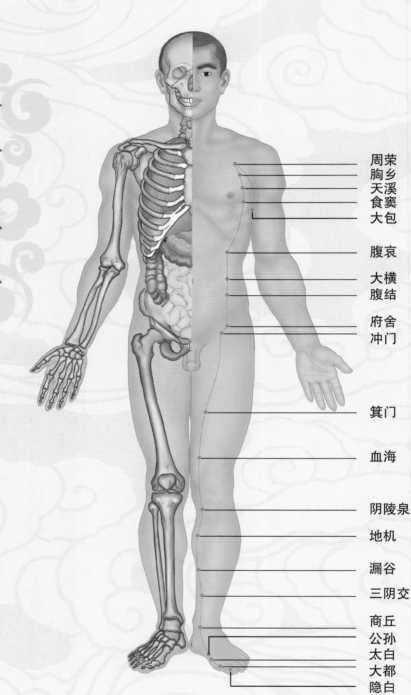

周荣
胸乡
天溪
食窦
大包

腹哀

大横
腹结

府舍
冲门

箕门

血海

阴陵泉

地机

漏谷

三阴交

商丘
公孙
太白
大都
隐白

循行路线

脾足太阴之脉，起于大趾之端，循趾内侧白肉际，过核骨后，上内踝前廉，上腨内，循胫骨后，交出厥阴之前，上膝股内前廉，入腹，属脾，络胃，上膈，挟咽，连舌本，散舌下。其支者，复从胃，别上膈，注心中（脾之大络，名曰大包，出渊腋下三寸，布胸胁）。

——《黄帝内经·灵枢·经脉》

足太阴脾经起于足大趾内侧端（隐白），沿足内侧赤白肉际上行，经内踝前面（商丘），上小腿内侧，沿胫骨后缘上行，至内踝上八寸处（漏谷）走出足厥阴肝经前面，经膝股内侧前缘至冲门，进入腹部，属脾络胃，向上通过横膈，夹食管旁（络大包，会中府），连于舌根，散于舌下。

分支
胃部分支：从胃部分出，向上通过横膈，于任脉的膻中处注入心中，与手少阴心经相接。

 # 对应脏腑——脾

▌脾是后天之本

脾主运化、统血，输布水谷精微，为气血生化之源，脏腑百骸皆赖脾濡养，故有后天之本之称。脾在五行中属土，为阴中之至阴。脾与四时之长夏相应。

▌脾性主升

脾胃居中焦，在中者能升能降。脾升胃降，为气机上下升降的枢纽。脾性主升，是指脾的气机运动形式以升为要。脾升则脾气健旺，生理功能正常，故曰："脾宜升则健。"

▌脾喜燥厌湿

脾为太阴湿土之脏，胃为阳明燥土之腑。"太阴湿土，得阳始运；阳明燥土，得阴自安，此脾喜刚燥，胃喜柔润也。"（《临证指南医案·卷二》）

▌脾经与心经相连

人体气血将在下一时辰运行到心经及心脏。

疏通脾经的按摩法

由于下肢部位的脾经循行于体表便于操作，所以脾经按摩主要针对的是脾经下肢部分。通过捶打腿部脾经可以起到疏通经络气血、补益脾气的功效。

捶打脾经健脾法

定位 腿部脾经，位于下肢内侧前缘。

取穴 三阴交、漏谷、地机、阴陵泉、血海、箕门。

做法 ❶ 取坐位，左腿搁于右腿之上（小腿足踝上方，置于右膝盖上，图①）。

❷ 右手握空拳，用适当力度从下向上捶打腿部脾经；在小腿部用掌面捶打，在大腿部用指根部捶打，交换右腿，以同样方式捶打。每侧捶打3～5遍，或每侧5分钟（图②、图③）。

❸ 在以上列举的穴位处重点捶打。

作用 ◎疏通经络，补脾益气。
◎加速长期瘀积于此的毒素排出，延缓衰老。

养生看点聚焦

关于按摩的小知识

按摩可用于辅助治疗内科、外科、妇科、儿科、五官科等各科疾病，属中医外治法范畴。此外，还具有养生保健、强身健体、益寿延年的功效。由于按摩简便易行，无针药之痛苦与不便，又可自行操作，故受到广大养生爱好者的喜爱。

按摩通过以下几种途径达到缓病养生的目的：第一，调整人体阴阳，达到阴阳的平衡；第二，调整全身气血，促进气血流通；第三，改善脏腑功能。

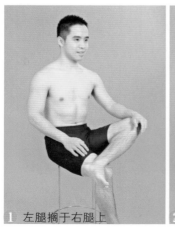

1 左腿搁于右腿上

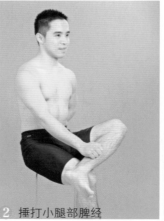

2 捶打小腿部脾经

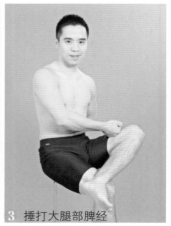

3 捶打大腿部脾经

脾经上的特效保健穴

脾经上的穴位多能疏通脾经气血，健脾益气。另外，脾喜燥恶湿，脾经上的穴位往往还有利湿化湿的功效。经常点压脾经上的穴位，有助于改善脾的功能，促进脾经气血流通。

三阴交——健脾利湿

定位 在小腿内侧，足内踝尖上3寸，胫骨内侧缘后方处。

做法 以拇指指尖点压，有酸麻感为度（图①）。

作用 健脾利湿，兼调肝、肾，对肠鸣、腹胀、泄泻、月经不调、带下、不孕、滞产、遗精、阳痿、遗尿、疝气、失眠、下肢痿痹、脚气等症均有益。

血海——聚集脾经所生之血

定位 屈膝，在大腿内侧，髌底内侧端上2寸，股四头肌内侧头的隆起处。

做法 以拇指指尖点压，有酸麻感为度（图②）。

作用 健脾化湿，可缓解隐疹、湿疹、丹毒等疾病。

贴心提醒

血海因脾经所生之血在此聚集，气血充斥的范围巨大如海而得名。本穴具有调经统血的功效，配三阴交可缓解月经不调。

漏谷——缓解消化不良的常用穴

定位 在小腿内侧，内踝尖与阴陵泉的连线上，距内踝尖6寸，胫骨内侧缘后方。

做法 以拇指或食指指尖或按摩棒点压，有酸麻感为度（图③）。

作用 健脾消肿，渗湿利尿，对腹胀、肠鸣、小便不利、遗精等有缓解作用。

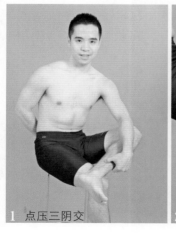

1 点压三阴交

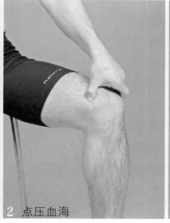

2 点压血海

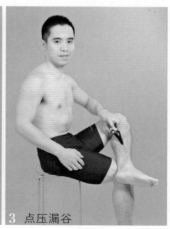

3 点压漏谷

中医三大外用养生法——
刮痧、拔罐、针灸

脾胃功能失常常会引发胃肠疾病，如泄泻、胃痛等，可以采取刮痧或拔罐的方法进行辅助治疗，也可用刮痧、拔罐、针灸的办法加以预防。

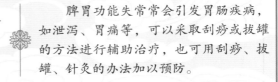

寒湿内盛型泄泻的刮痧法

表现为泄泻清稀，甚如水样，腹痛肠鸣，脘闷食少，或兼恶寒，发热，头痛，肢体酸痛；舌苔白或腻，脉濡缓。

取穴 ◎背部：脾俞、胃俞、大肠俞。

◎腹部：中脘、天枢。

◎上肢部：内关。

◎下肢部：足三里、上巨虚。

做法 以适当力度刮上述穴位，以出现均匀痧痕为度。隔日1次，10次为1疗程（图①、图②）。

作用 ◎散寒祛湿。

◎适用于寒湿内盛所致的泄泻。

脾胃虚弱型泄泻的拔罐法

表现大便时溏时泄，迁延反复，进油腻食物，则大便溏稀，次数增加，伴食少纳呆，脘闷不舒，倦怠乏力；舌质淡，苔白腻，脉细弱。

取穴 ◎背部：脾俞、肾俞、大肠俞、次髎。

◎胸腹部：下脘、关元、气海。

◎下肢部：足三里。

做法 背部，留罐10～15分钟，再拔腹部、下肢穴位，留罐10～15分钟。左右两侧穴位交叉使用（图③、图④）。

作用 ◎健脾益气，宽肠止泻。

◎适用于脾虚所引起的慢性泄泻。

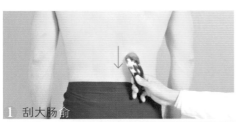

1 刮大肠俞

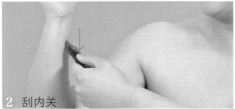

2 刮内关

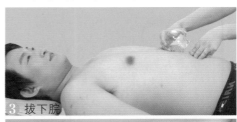

3 拔下脘

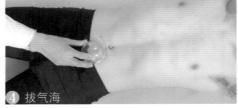

4 拔气海

脾胃虚寒型胃痛的针灸疗法

表现 胃脘部隐痛，绵绵不休，喜温喜按，倦怠纳少，腹胀便溏，舌质淡，脉沉缓。

取穴 中脘、内关、公孙、足三里、关元（图①）。

做法 中脘直刺1～1.5寸，施呼吸和提插补泻之补法；内关、公孙直刺1寸，足三里直刺2～3寸，均施捻转补法，得气后留针20～30分钟。

作用 温中健脾。适用于脾胃虚寒型胃痛。中脘为腑之会穴，可和胃健脾，温补中焦；足三里可补中益气，升清降浊，有调理脾胃功能，为缓解脾胃虚弱病之要穴；内关、公孙相配伍为八脉交会配穴法，能宽胸解郁，缓解胸胃疼痛。针后加灸以助温补之力。

贴心提醒

◎此方特别适合青少年使用，坚持使用效果甚佳。

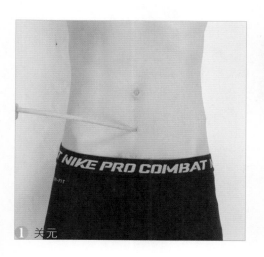

① 关元

体弱多病的保健艾灸法

取穴 足三里、承山、风市、天枢、关元、肾俞、志室。

做法 各穴艾灸3～7壮，或温灸。每日1次，10次为1疗程（图②、图③）。

作用 补先天、壮后天。

脾胃虚寒型呕吐的针灸疗法

表现 食多即吐，时作时止，面色㿠白，四肢不温，大便溏泻，舌质淡，脉濡弱。

取穴 中脘、内关、足三里、脾俞、胃俞、章门。

做法 ❶ 中脘直刺1～1.5寸，提插补法。

❷ 内关、足三里直刺1.5寸，提插捻转补法。

❸ 章门斜刺0.8寸，提插补法，至局部酸胀。

❹ 脾俞、胃俞针尖向脊柱方向斜刺0.8寸。

作用 健脾温中止呕。

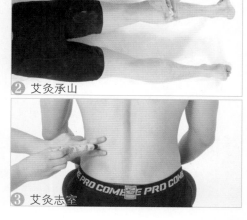

② 艾灸承山

③ 艾灸志室

巳时饮食养生法

巳时对应的脏腑是脾，脾的主要功能是主运化、统血等。换句话说，脾为后天之本，气血生化之源。在日常饮食中尤要注意保护脾的运化功能。首先，要注意饮食卫生，防止饮食不洁，不要吃污染或腐败变质的食物。其次，提倡饮食有节，要定时定量，防止饥饱失常，养成良好的饮食习惯，以免暴饮暴食损伤脾胃。最后，不要偏食，饮食不要过热过凉，以免损伤脾胃的运化功能。

饮食粗细搭配，适量摄入膳食纤维等做法，对脾胃消化功能的保健均极为有益，而且也易于被机体接纳、消化和吸收。

另外，平时可以适量吃一些具有补脾作用的中药方剂，对调养脾胃，治疗脾胃疾病效果也较好。

❀ 饮食宜忌盘点

◎甘温之品最补脾。

◎苦寒之物最伤脾。

◎尽量少吃生冷、辛辣、油炸的食物。

◎要忌烟酒。

❀ 宜吃食材推荐

动物类

猪肉、牛肉、鲫鱼、鳝鱼、泥鳅、鸡肉、鸭肫、鸡肫、猪肚、牛肚。

植物类

黄豆、栗子、莲藕、大米、红枣、葵花子、饴糖、小米、糯米、黄豆芽、薏米、茯苓、竹笋、苦瓜。

● 牛肉

● 莲藕

● 小米

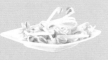
● 黄豆芽

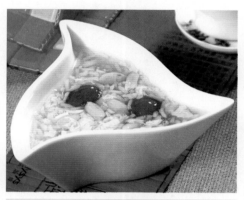

花生蛋糊粥

材料 花生3大匙，红枣5枚，糯米半杯，鸡蛋2个（取蛋液）。

调料 蜂蜜适量。

做法

鸡蛋打入碗中，搅匀；花生去衣，与洗净的红枣、糯米煮成稀粥，加蜂蜜，随即打入蛋液，煮熟即可。

养生疗效

此粥中的食材具有健脾益胃的功效。花生具有补中益气、补脾和胃、润肺等功效；红枣具有健脾和胃、益气养血、解毒安神、养颜等功效，是滋补脾胃的佳品；糯米也是很好的补脾胃食品，可温暖脾胃，缓解脾胃虚寒、食欲不佳及腹胀、腹泻等症状；鸡蛋是很好的滋补食品，可为胃肠虚弱者补充营养。因此，此粥具有健脾和胃的功效，长期服用可防止便秘，对食滞胃肠型的胃痛也有效。

巧用中药方剂来养生

特效药材推荐

◎山药◎莲子◎薏米◎人参◎糯米◎党参◎炙黄芪◎炒白术◎茯苓◎芡实

中药养生小妙方

人参山药粥 人参10克，山药、薏米各20克，糯米30克，煮粥服食。具有健脾益气的功效。

芡实煲老鸭 芡实100～120克，老鸭1只，宰净，芡实放鸭腹内加水，小火煮2小时，加少许盐服食。具有滋阴养胃、健脾利水的作用。

炒扁豆山药粥 大米50克，炒扁豆、山药各60克，煮粥服食，小儿减半。具有健脾养胃的作用。

萝卜莲子猪舌汤 萝卜750克，蜜枣3颗，莲子50克，芡实25克，猪舌500克，猪骨550克。将以上药食合而煮汤，可清润滋补，宽中下气。

中药对症单方

大米粥补脾虚 大米味甘、性平，具有健脾和胃、壮气力、强肌肉的功效，适用于脾虚烦闷、泄泻、消瘦、下痢等。做粥用，不拘时量，坚持久用，效果更佳。

粟米粥止反胃 粟米味甘、咸，性微寒，有补中益气、健脾益肾的功效，适用于脾肾不足所致的食欲不振、烦渴、反胃、呕吐及病后体弱等。做粥用，不拘时量，坚持久用，效佳。

玉米粥用于泄泻 玉米味甘，性平，有补中健脾、除湿利尿的功效，用于泄泻、痢疾等病。做粥用，不拘时量，坚持久用，效果更佳。

高粱粥止小儿消化不良 高粱味甘，性平，有健脾益中、渗湿止痢的功效，用于小儿消化不良、湿热吐泻、下痢等。做粥用，不拘时量，坚持久用，效果更佳。

糯米粥用于胃寒 糯米味甘，性温，有暖脾胃、补中益气的功效，用于胃寒痛、消渴、自汗、便溏、腹泻。做粥用，不拘时量，坚持久用，效果更佳。

小麦粥改善食欲 小麦味甘，性凉，有健脾养心益肾、除烦止渴的功效，用于口干咽燥、烦躁不安、食欲不振等。做粥用，不拘时量，坚持久用，效果更佳。

大麦粥补脾虚 大麦味甘、咸，性凉，有和胃、宽肠、止渴除烦的功效，用于消化不良、呕吐、泄泻等。做粥用，不拘时量，坚持久用，效果更佳。

红薯粥健脾胃 红薯味甘，性平，有健脾胃、通便的功效，用于形体消瘦、便秘等。做粥用，不拘时量，坚持久用，效果更佳。

黄豆粥健脾宽中 黄豆味甘，性平，有健脾宽中、润燥的功效，用于疳积瘦弱、腹胀、泻痢等。做粥用，不拘时量，坚持久用，效果更佳。

养生食疗药膳方

党参黄芪炖鸡汤 母鸡1只，党参、黄芪各50克，红枣10克，姜片、料酒、盐、味精各适量。将母鸡下沸水锅中汆去血水，洗净；将红枣洗净，去核；将党参、黄芪用清水洗净，切段。将鸡放入炖盅内，加适量水，放入党参、黄芪、红枣、料酒、盐、味精、姜片，放入笼内蒸至鸡肉熟烂入味，取出即可。此方具有健脾胃、补气益血、提高人体免疫力、强壮身体、延年益寿等作用，可用于体质虚弱的中老年人及产后女性。

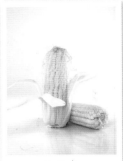
● 玉米

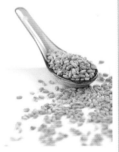
● 小麦

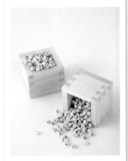
● 薏米

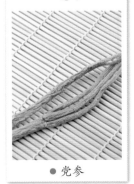
● 党参

莲子粥 莲子50克，大米（或糯米）100克，冰糖适量。莲子用开水泡涨，除去皮、心，入锅内，加冷水小火煮半小时，至熟而不烂时盛起。大米淘洗干净入锅内，加适量冷水，大火烧开10分钟后，倒入莲肉，改用小火煮约半小时，加入冰糖调化即可。莲子粥在清代曹庭栋《粥谱》中被列为"上品三十六粥之首"，备受推崇。本粥有健脾胃、补虚损的功效，适用于久病体衰者。

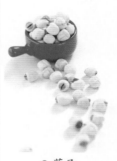

● 莲子

十全大补汤 党参、炙黄芪、肉桂、熟地黄、炒白术、炒川芎、当归、酒白芍、茯苓、炙甘草各30克，猪肉、猪肚各1000克，墨鱼150克，生姜100克，棒子骨、鸡鸭爪翅、猪皮各适量。将党参、黄芪等10味药物，用纱布袋装好扎口，待用。将墨鱼用水发透，除净骨膜；猪肉、猪肚、墨鱼、棒子骨、鸡鸭爪翅、猪皮分别洗净，其中棒子骨斩块；生姜洗净拍松，待用。将以上备好的药物和食物同时放入锅中，加适量清水，用大火煮沸，打净浮沫，移小火上炖约2小时，将猪肉、墨鱼、鸡鸭爪翅捞起，晾凉，切成合适的片、丝、块，分别取各种食物混合装碗，注入药品汤即可。本汤具有益气健脾、气血双补的功效，尤适用于年老体弱的中老年人和产后女性。

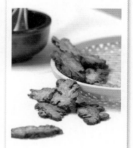

● 川芎

养生保健药酒

补肾健脾酒 取白酒1500毫升，黑豆（炒香）60克，白术（土炒）、青皮、生地黄、厚朴（姜炒）、杜仲（姜炒）、补骨脂（微炒）、广陈皮、川椒、巴戟肉、白茯苓、小茴香、肉苁蓉各30克，盐适量。将药材共研粉末，置容器中，加入白酒，密封，浸泡7～10天后，过滤去渣即可。口服。每次空腹温服15～30毫升，每日早、晚各服1次。可健脾胃，适用于脾肾两虚、男子阳痿、女子月经不调、赤白带下等。忌食牛、马肉，女性怀孕不可用。

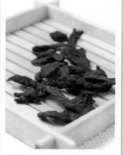

● 肉苁蓉

美味中药茶

莲茶 莲子30克，用温水浸泡5小时后沥干，加红糖30克，水适量，同煮至烂，饮用时加入茶汁。有健脾益肾的功效。

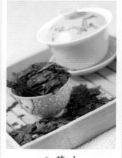

● 茶叶

巳时起居养生法

脾五行属土，与环境的关系格外密切，因此环境对脾的养生保健至关重要。具体来说，无论是生活居住环境，还是起居生活的其他细节，都可能对脾产生影响，这就要求我们要注重起居生活中的点点滴滴，保护好人体的重要器官——脾。

环境与脾胃保健的关系

人类生活的环境，具体来讲有居住环境、工作学习环境等。人与自然息息相通，自然界的运动变化，无时无刻不对人体产生影响，而人体对外界自然环境也必然会做出适应性反应。这就构成了人与外在自然环境的统一性，人与自然是一个不可分割的整体，因此中医学有"天人相应"的观点。

居住环境对脾的影响

生活居住环境对人体健康影响较大，如居住环境潮湿，易引起脾胃功能失调。适合脾胃保健的环境应当无潮湿之弊，房屋整洁干净。在可能的条件下，要注意改善环境卫生，经常开窗通风，勤晒被褥，勤换衣服，以免潮湿之邪影响脾胃功能。

地域环境对脾的影响

外出工作学习或旅游，首先要对当地的环境有所了解，包括饮食、居处、生活、社会习惯等。

脾胃虚弱者夏季不宜去气候潮湿的地方旅游，以免湿气太重伤脾胃。出行前为防止水土不服，可以适当带一些食物以调剂。如方便面、香肠、肉罐头、奶粉、豆粉、少量熟鸡蛋、鸭蛋及矿泉水、果汁等。冬季应少饮瓶装饮料，以免寒凉伤胃。

外出时适当带一些水果，如苹果、桃子、梨等，可以补充蔬菜之不足，有利于生津止渴。如较长时间在另一地域学习、工作，那么饮食生活要循序渐进，逐步适应新的环境。

自然环境对脾的影响

长夏季节要注意脾胃功能的保健，此时可适当吃一些健脾胃的食品和药膳，如莲子粥、山药粥、薏米粥。并可适当吃一些苦瓜，苦瓜用其味苦，以燥湿去火。应适时躲避风雨，所谓"虚邪贼风，避之有时"，也就是对病邪适时躲避。平素脾胃虚弱者，不宜冒雨涉水，不宜在水湿环境下劳动。如淋雨后觉头痛身重、食欲不振，应及时吃藿香正气胶囊以祛湿散寒。

脾胃与肾保健的关系

脾胃与肾是后天之本与先天之本的关系。脾胃为后天之本，运化水谷，化生气血津液，维持人体的正常生命活动。肾是先天之本，肾所藏之精又分为水谷之精和生殖之精。肾所藏的生殖之精又称元精，来源于父母。水谷之精来源于脾胃化生，水谷之精不断补充、滋养生殖之精。

肾所藏生殖之精是需要脾胃之精不断补充的，而脾胃的正常运化功能也要依靠肾阳的蒸化温煦作用，就好像锅里有米，还需要加火烧一下饭才能做熟一样，所以临床上肾阳虚的患者，由于温煦力弱，可发生五更泄，即每天天亮即感腹痛，旋即腹泻，伴有腰酸肢冷，形体倦怠诸症，在治疗时应温肾健脾。

脾胃之精华是性生活的动力之源

脾胃强健，运化力强，精气充足，即可随时补充肾精，肾精充足，则性机能旺盛，就好比源泉不竭，则水流不止。如果脾胃虚弱，运化力差，不能补充先天之精，肾精亏虚，则会影响到性能力。常患消化系统疾病，如胃痛、呕吐、泄泻等，并伴有乏力、精神不振、气短心慌，劳动及活动后上述症状则加重，此时脾胃气虚症状明显，患者感到明显体力不支，哪里还谈得上性生活呢？

即使勉强为之，则气虚之症更甚，且容易出现虚脱症状。

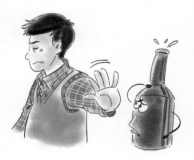

酒对胃肠功能影响很大，因此要远离。

饮食失调，过量饮酒以及大病久病之后，脾胃虚弱，常可导致性功能障碍。特别是大量饮用烈性酒导致阳虚者屡见不鲜。

长夏护脾尤为重要

既然脾胃与肾关系密切，并与性生活及生殖有关，怎样做才能有利于脾胃以使肾精之后备不乏呢？按中医理论，脾胃属土，与长夏相适应，脾胃保健在夏季尤为必要，其保健要把好饮食关，平衡膳食，饮食有节，注意饮食卫生。

脾胃虚弱则性生活要有度

脾胃虚弱、肾气衰弱者，性生活必须要适度减少。特别是在夏季长夏阴雨连绵的季节里，湿气较重，脾胃易受外邪侵袭，消化力下降。患有脾胃病者尤须注意节房事。

至于频度，唐代药王孙思邈说："人年二十者，四日一泄；三十者，八日一泄；四十者，十六日一泄；五十者，三十日一泄；六十者，闭精勿泄，若体力犹壮者，一月一泄。"总之，要有所节制。

巳时运动养生法

运动是保养脾胃的简易方法，效果十分显著，具体做法如下。

1.按压隐白：盘腿端坐，赤足，用左手拇指或按摩棒按压右足隐白（足大趾甲根部内侧），左旋按压15次，右旋按压15次，然后用右手拇指或按摩棒按压左足隐白，手法同前（图①）。

2.按压公孙：盘腿端坐，用左手拇指按压右足公孙（足内侧，第1跖骨下缘），左旋按压15次，右旋按压15次，然后用右手拇指按压左足公孙，手法同前（图②）。

3.按压三阴交：盘腿端坐，用左手拇指按压三阴交（内踝尖上3寸，胫骨后缘处），左旋按压15次，右旋按压15次，然后用右手按压左三阴交，手法同前（图③）。

4.按压阴陵泉：端坐位，用拇指指腹或按摩棒按压阴陵泉（胫骨内髁下缘），旋转按压30次（图④）。

5.按揉三脘：站位或平卧位，将右手拇指放于中脘，向左旋转按揉20次，向右旋转按揉20次，上脘、下脘手法同上。中脘位于腹部中线，剑突与脐中间（图⑤）；中脘上1寸为上脘，下1寸为下脘。

6.按揉天枢：平卧位，两手放于腹部两侧，中指按压天枢（脐旁开2寸处），上下按揉30次。

7.推腹：平卧位，将左手掌心按于剑突下，右手压于左手背。自上向下推压至小腹耻骨联合处，推50次（图⑥）。

8.揉足三里：端坐位，两手拇指按压足三里（外膝眼下3寸，胫骨外侧），旋转按压30次。

9.推胃经：两手拇指按于足三里处，沿胫骨外侧自上向下推至踝关节处，推30次。

10.全身运动：做完以上保健操后，可做下蹲运动10次和扩胸运动10次，以促进全身气血的流通，使脾胃运化，增加食欲，增强体质。

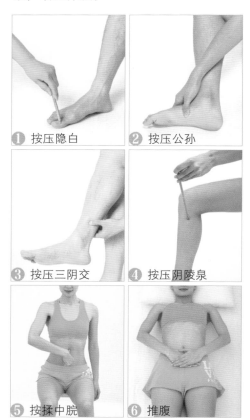

❶ 按压隐白　　❷ 按压公孙

❸ 按压三阴交　❹ 按压阴陵泉

❺ 按揉中脘　　❻ 推腹

巳时音乐养生法

脾为土之脏，在志为思，在五音为"宫"。"宫"调式音乐，具有风格悠扬沉静、淳厚庄重的格调，犹如自然界中的"土"一样，宽厚结实，默默无闻，养育万物，与五脏中的脾脏相通。

性格孤僻，难与他人相交，属"土"之性。这种人的性格多虑少断，多愁善感。受性格影响，其人多喜听"宫"调式音乐，如《二泉映月》《高山流水》等。

但是，如若脾胃虚弱，不思饮食，腹部胀满，大便泄泻，就应该听一些"徵"调乐曲。此类曲调轻松活泼，欢腾跳跃，具有入心的特性。取其火能暖土，火能生土之意。

如果"土气"壅滞，饮食不化，不思饮食，或脾胃火盛，口苦便干，腹胀目赤，孤独抑郁则应听一些"角"调式音乐，如《北国之春》《可爱的中华》等乐曲。此曲调的音乐能温暖人心，淡化抑郁情绪，使人从孤独抑郁中解脱出来。此外，此类音乐还能缓解因脾胃不适引发的多种症状。取其木能疏土，勿使土壅，木能克土，勿使过极之意。

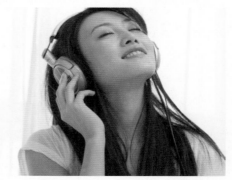

● "角"调音乐与脾脏相通，能使人从抑郁中解脱出来。

巳时养生要点小结

◎巳时是脾脏养生的最佳时刻。

◎脾喜燥恶湿，潮湿环境最不利于脾，故应注意生活环境的选择。

◎脾在志为思，思虑过度有害脾脏。

◎苦味食物益于脾。

◎长夏季节要照顾好脾。

◎养脾可以推脾经。

◎饮食保健是养脾的关键。

◎运动养脾效果佳。

◎宫调音乐通脾经。

◎三餐有节，脾无负担。

◎黄色食物易入脾。

◎生冷油炸，脾最害怕。

◎腹泻、便秘，多因脾虚。

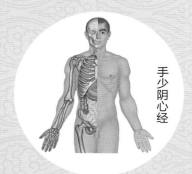

手少阴心经

11：00～13：00

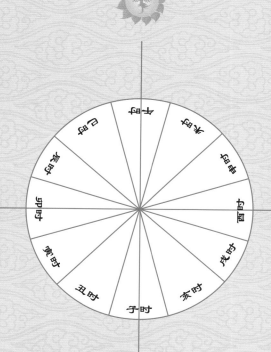

午时是养心与心经的最佳时间，心及心经若在此时得到了调养，则可有效预防及辅助治疗一些相关疾病。心为"君主之官"，主血脉，藏神志，为生命之主宰。《黄帝内经》中说："心者，五脏六腑之大主也，悲哀忧愁则心动，心动则五脏六腑皆摇。"可见，心情平和，人才能长寿。

心在五行属火，心与四时之夏相通应。心与热、火、苦味、赤色等有着内在联系。心为阳脏而主阳气，心的阳气能推动血液循环，维持人的生命活动，使之生机不息，故喻之为人身之"日"。心脏阳热之气，不仅维持了心本身的生理功能，而且对全身又有温养作用。故凡脾胃之腐熟运化，肾阳之温煦蒸腾，以及全身的水液代谢、汗液的调节等，心阳皆起着重要作用。

养心的方法很多，如按摩、相关穴位点压、刮痧、拔罐、针灸等，还可预防、辅助治疗相关的疾病。从起居来看，午时是人体阴气渐生、阳气渐清的时刻，可以小睡片刻以促进人体阴阳的转化。

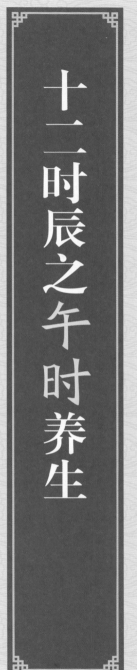

十二时辰之午时养生

手少阴心经

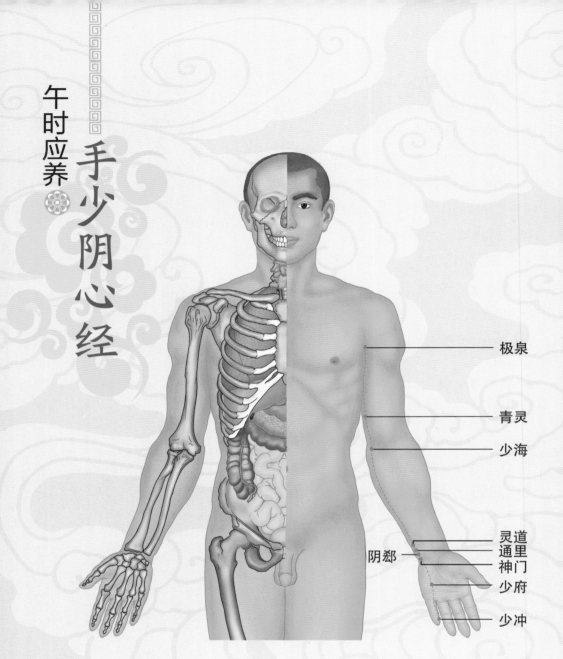

极泉

青灵

少海

灵道
通里
神门
少府
少冲

阴郄

循行路线

心手少阴之脉，起于心中，出属心系，下膈，络小肠。其支者，从心系上挟咽，系目系。其直者，复从心系，却上肺，下出腋下，下循臑内后廉，行太阴、心主之后，下肘内，循臂内后廉，抵掌后锐骨之端，入掌内后廉，循小指之内，出其端。

——《黄帝内经·灵枢·经脉》

手少阴心经起于心中，出来属于"心系"（指心脏与其他脏器相联系的脉络），向下通过横膈至任脉的下脘附近，络小肠。

分支

心系向上的分支：从心系上行，夹咽喉，经颈、颜面深部联系于"目系"（目系又名眼系、目本，是眼球内连于脑的脉络）。

心系直行的分支：复从心系，上行于肺部，再向下出于腋窝下（极泉），沿上臂内侧后缘，行于手太阴、手厥阴经之后，下向肘内（少海），沿前臂内侧后缘至腕部尺侧（神门），进入掌内后缘（少府），沿小指的桡侧出于末端（少冲），交于手太阳小肠经。

 # 对应脏腑——心

▌心主血脉

心主血脉主要包括主血和主脉两个方面，指心有主管血脉和推动血液循行于脉中的作用。心脏和脉管相连，形成一个密闭的系统，成为血液循环的枢纽。

▌心藏神

心主神明，心藏神，为人体生命活动的中心。其作用有二。一是主思维、意识、精神。在正常情况下，神明之心接受和反映客观外界事物，进行精神、意识、思维活动。二是心主宰生命活动。"心为身之主宰，万事之根本。"五脏六腑必须在心的统一指挥下，才能进行统一协调的正常的生命活动。心为君主，脏腑百骸皆听命于心。心藏神而为神明之用。

▌心与小肠相表里

心与小肠相表里，人体气血将在下一时辰流经于小肠及小肠经。

疏通心经的按摩法

心经按摩可以促进心经气血的流通。经常按摩还可以有效预防及辅助治疗因心经经气不通而引发的病症。值得注意的是，按摩过程中要保持心情平静，这样才能发挥较好的效果。

放松心情的按摩法

取穴 极泉、青灵、少海、灵道、通里、阴郄、神门。

做法 ❶ 站位或坐位，左肘弯曲约成90°，手心朝向内置于右侧腰部（图①）。

❷ 右手从左臂外绕到左臂外上侧，半握左臂，自上到下捻压；随着右手位置的移动，左手逐渐向下、向身体前移动，直到右手握到左手手腕（神门）穴位处点压（图②、图③）。

❸ 交换手臂，同样姿势手法操作。重复操作4次，时间约5分钟。

作用 ◎ 疏通心经，缓解紧张情绪。经常对心经循经按揉可以放松精神，保持心情平静。

◎ 能够放松上臂肌肉，疏通心经的经气。

◎ 点揉重点穴位还可以预防冠心病以及改善颈椎病压迫神经所导致的上肢麻木等；此外对改善失眠的效果也非常明显。

贴心提醒

操作时间最好放在午时进行，坚持一个月便可见到较为明显的效果。

养生看点聚焦

心经不通的表现

心经循行于上肢内侧后缘，心经气血运行不畅会引起心脏功效异常或经络循行部分的病变。

心经异常通常表现出下列症状：咽喉干燥，心口痛，经常口渴要喝水；还可引发前臂部气血阻逆的症状，如厥冷、麻木、酸痛等。

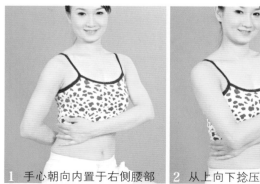

1 手心朝向内置于右侧腰部

2 从上向下捻压

3 直至捻压到手腕

心经上的特效保健穴

"心主神志"，心的功能异常常可引起与神志相关的病症，如失眠、焦虑、心悸等。根据"经络所过，主治所及"的原理，点压相关穴位即可辅助治疗穴位周围的病变。

神门——安定心神的门户

定位 仰掌屈肘，微握拳状。手掌小鱼际上角有一突起圆骨，其后缘向上可触及一条大筋，这一大筋内侧缘（桡侧缘）与掌后腕横纹的交点，即为神门。

① 点压神门

做法 左手仰掌屈肘，微握拳状。右手拇指指尖点压神门，点压约1分钟。反之亦然（图①）。

作用 安神定志，理气调血，可缓解心痛、心烦、健忘、失眠、心悸、痴呆、神经衰弱、胁肋疼痛。现代多用于改善心血管、脑神经系统的病症。

少海——降心火，安神志

定位 仰掌屈肘成直角时，在肘横纹内侧（尺侧）端的凹陷中。

做法 左手屈肘向上成直角，右手拇指指尖点压，按揉约1分钟。反之亦

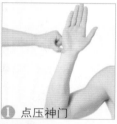
② 拇指尖点压少海

然（图②）。

作用 降心火，通心窍，安神志，对心痛、头痛、目眩、健忘有较好的疗效。现代多用于缓解神经衰弱、精神分裂症等。

灵道——通向灵府的道路

定位 在前臂掌侧，尺侧腕屈肌腱的桡侧缘，腕横纹上1.5寸处。

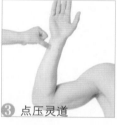
③ 点压灵道

做法 左手屈肘呈45°角，右手拇指指尖点压灵道，按揉约1分钟。反之亦然（图③）。

作用 宁心安神，镇静止痛，对心痛、心悸有较好的缓解作用。现代多用于改善心绞痛、失眠、头晕等症。

贴心提醒

灵指灵府，即心脏，道指道路，灵道就是通向灵府的道路。

古人认为，心主神和情志，这个穴位能够通达人的心里，所以叫灵道。

灵道可缓解神志方面的疾患。本穴除了有宁心安神的作用以外，还有通经活络、止抽搐的功效。

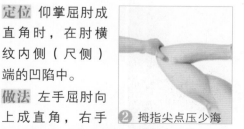

改善心悸的刮痧法

心悸是指患者自觉心中悸动，甚则不能自主的一类症状。常由心失所养或邪扰心神而致，临床表现为患者自觉心脏搏动异常，忐忑不安，神情紧张，心跳或快速或缓慢，或忽跳忽中止，症状呈阵发性或持续性。

常伴胸闷、头晕、乏力、心烦等症。老年患者可伴胸部阵痛、气短，甚则汗出、肢冷，严重者出现晕厥或猝死。

取穴 厥阴俞、心俞、膻中、内关、神门、通里、三阴交。

做法 ❶ 刮厥阴俞、心俞，刮至出现痧痕为止（图①）。
❷ 刮膻中，以刮至出现痧痕为度（图②）。
❸ 刮内关、神门、通里（图③）。
❹ 刮三阴交。

作用 养心安神。

改善冠心病、胸痹的拔罐法

取穴 以内关、心俞、膻中为主穴，寒凝心脉者配厥阴俞、郄门；痰浊痹阻者配巨阙、丰隆、中脘、足三里；瘀血阻络者配膈俞、郄门。

做法 采用单纯拔罐法刺激以上穴位，均留罐15～20分钟。隔日1次，10次为1疗程（图④）。

作用 辅助治疗冠心病。

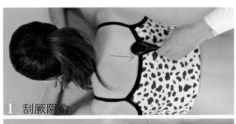
1 刮厥阴俞

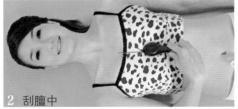
2 刮膻中

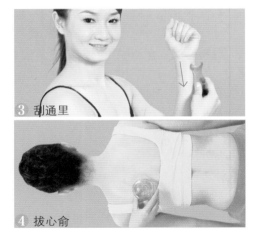
3 刮通里

4 拔心俞

116

改善心律不齐的温灸法

心律不齐是心脏的常见病和多发病。很多情况下，心律不齐的症状都不明显。

如果有症状，一般表现为心悸、心跳缓慢、不规则心跳和心跳之间心脏暂停等。

轻微的心律不齐仍可以照常工作和学习，症状比较严重时，可能出现焦急、虚弱、头晕、胸闷、胸痛、气短、多汗、颜面苍白、四肢发冷、抽搐、昏迷等。

取穴 少府。

做法 以艾条温灸少府5～10分钟。每日1次，10次为1疗程（图①）。

作用 益气强身，增强心脏功能。坚持使用，有助于防止心律不齐。

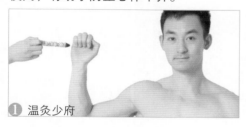

① 温灸少府

艾灸缓解心绞痛

取穴 大陵、尺泽。

做法 各隔姜灸3～7壮，或以艾条温灸

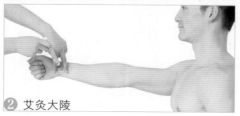

② 艾灸大陵

5～10分钟（图②）。

作用 通心窍，活气血，止绞痛。

贴心提醒

◎大陵为手厥阴心包经所注的"腧穴"及"原穴"，心之原气通于此。

◎尺泽为手太阴肺经"合"穴，主心肺胸中之病。所以灸大陵、尺泽能缓解心经之病。

改善寒凝型心绞痛的针刺法

表现 卒发绞痛、寒冷诱发、得热稍舒，常伴有形寒畏冷、四肢不温、舌苔白、脉紧等症状。

取穴 厥阴俞、膻中、郄门、心俞、巨阙、阴郄、大椎、至阳。

做法 ❶ 大椎、至阳直刺1～1.2寸，捻针1分钟，施提插捻转配合呼吸补泻的泻法，令针感向胸前及背下放散。也可采用温针灸法。

❷ 郄门、阴郄捻针2分钟以上。

❸ 厥阴俞、心俞以1.5～2寸毫针向脊柱方向斜刺，行针1～2分钟。

❹ 膻中、巨阙施呼吸泻法，行针1～2分钟。以上诸穴均留针。

作用 ◎疏通气血，镇痛通脉。

◎前六穴分别为心厥阴经和手少阴经的背俞穴、募穴、郄穴。三种穴位配伍使用可调理阴阳，起到行气血、镇痛通脉的作用。大椎、至阳通阳散寒行痹，至阳为缓解胸痹的特效穴。

午时饮食养生法

心脏饮食养生保健的基本原则就是以清淡饮食为主，忌食肥腻厚味之食或暴饮暴食。尽量减少脂肪的摄入量，尤其是动物性脂肪的摄入量。合理的饮食结构不但能够降低冠心病、心绞痛和心肌梗死等疾病的发病率，还能预防肥胖和高脂血症。

中医认为，心在五行属火，"心苦缓，急食酸以收之"。因此，饮食养生方面，要少吃热性的食物，多吃酸味食物。酸味的食物尤其有助于养心，不仅可以助消化，还有防癌、抗衰老、降血压、软化血管等功效。心对应的季节为夏天，多吃些清凉类食物可以清热消暑，增加体内水分，以补充出汗的消耗，既有营养价值，又有养生作用。

另外，平时也可服用一些具有活血作用的药物，如丹参、牡丹皮等，对心脏养护也很有效。

❀ 饮食宜忌盘点

◎平时应戒烟酒，此二物均为热物，有生火助热的弊端，对养心保健无益。

◎辛辣性食物避免食用。

◎养心安神药物益于心。

❀ 宜吃食材推荐

动物类

鸡肉、羊肉。

植物类

山楂、绿豆、扁豆、赤小豆、百合、绿茶、冬瓜、丝瓜、荷叶、黄瓜、西瓜、西红柿、莲子、菱角、玉米、葡萄、桃子、杏、枇杷、杨梅、草莓、椰子、菠萝、苦茶、金银花、全麦、燕麦、糙米、洋葱、蘑菇、茄子、苦瓜。

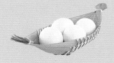
● 鸡蛋

● 西红柿

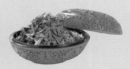
● 绿茶

● 燕麦

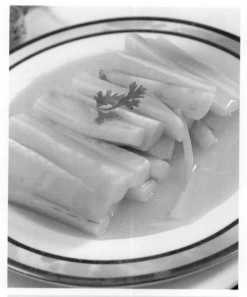

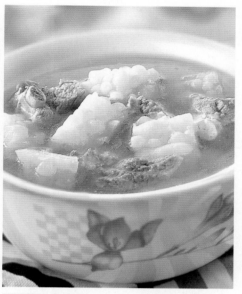

柠檬瓜条

材料 鲜嫩小黄瓜2根，香菜叶少许。

调料 柠檬汁3大匙，糖1大匙，盐少许。

做法

① 黄瓜洗净，削去皮、瓤后切成瓜条，放入盘中撒盐腌一会儿。

② 柠檬汁、糖同放一小碗中搅匀，待糖溶化后即可腌拌瓜条的料汁。

③ 瓜条取出，洗去盐分，沥干水后放入盘中，将料汁倒入调味，撒香菜叶即可。

养生疗效

◎黄瓜是深受大众欢迎的蔬菜，具有美容功效。

◎黄瓜对心脏也有着较好的养护功效，可成为心脏病患者的理想食材。

苦瓜排骨汤

材料 猪排骨块500克，苦瓜1根。

调料 料酒1大匙，盐1小匙。

做法

① 猪排骨块入沸水汆烫去除血水后，另用清水加料酒1大匙放入炖盅，炖20分钟。

② 苦瓜洗净剖开，去子，切大块，放入炖盅内续蒸20分钟。

③ 加盐调味，待熟软时盛出即可。

养生疗效

◎苦瓜和猪排骨搭配食用，可补充体内蛋白质及维生素D，对人体极为有益。

◎烹调时要注意先把猪排骨煮熟烂后再放入苦瓜，否则苦瓜易散碎。

◎放点鸡精，味道会更佳。

特效药材推荐

◎人参◎当归◎白术◎黄芪◎三七◎西洋参◎白芍◎川芎◎柏子仁◎酸枣仁◎麦门冬◎五味子◎丹参◎蜂王浆◎红枣◎桂圆◎决明子◎山楂

中药养生小妙方

参芎饮 人参6克，川芎10克，水煎服。有益气活血、通脉强心的作用，适用于气虚血瘀所致的心悸怔忡、心慌气短、心痛等。

养心汤 人参10克，五味子、酸枣仁各6克，水煎服。有益气养心、安神定志的作用，适用于心气虚损所致的心悸怔忡、气短乏力、失眠多梦等症。

养血补心汤 当归12克，川芎、白芍、柏子仁、酸枣仁各10克，水煎服。有养血敛阴、补心安神的作用，适用于心血不足所致的心悸怔忡、失眠多梦、易惊健忘等。

中药对症单方

心慌喝独参茶 人参1～3克，切薄片用开水浸泡半小时，代茶饮。有补虚益气、强心健脾的作用，适用于心慌气短、失眠健忘等症。

三七饮强心定痛 三七粉1克，温开水冲服。有理气补血、散瘀通脉、强心定痛的作用，适用于气虚血瘀所致的冠心病、心绞痛、神疲乏力、心悸气短等。

安神蜂王浆 蜂王浆200毫克，用温水冲服，或加适量蜂蜜调味。有养心健脾、滋补强壮的作用，适用于心脾虚损所致的心慌气短、神疲乏力、失眠健忘、身体衰弱等症。

养生食疗药膳方

桂圆肉粥 桂圆15克，红枣7枚，大米100克，同煮成粥。有养心安神、健脾补血的作用，适用于心血不足所致的心悸心慌、失眠健忘、贫血等。

酸枣仁粥 酸枣仁（打碎）10克，大米100克，同煮成粥。有养阴宁心、补肝安神的作用，适用于心肝血虚所致的心烦失眠、心悸怔忡、体虚自汗等。

养生保健药酒

活血养心酒 丹参60克，白酒500～1000毫升。将丹参切薄片，装入小布袋置容器中，加入白酒，密封，浸泡15日后，去药袋即可。具有活血通经的功效，适用于心绞痛、妇女月经不调、血栓性脉管炎。口服，每次服15～20毫升，每日2次。

人参七味酒 人参、冰糖各40克，当归25克，酸枣仁10克，远志15克，桂圆、生地黄各20克，白酒150克。将上述各药（除冰糖）轧碎，用纱布袋装，扎紧袋口，放入酒中，密封浸泡，每日摇动1次，20天后开封，去药袋，过滤装瓶；将冰糖加适量水，小火煮沸至微黄，趁热倒入药酒中，搅拌均匀即可。缓解心血不足、虚劳羸弱、失眠健忘、精神恍惚、多梦易醒等症。

美味中药茶

山楂茶 山楂15克，用开水浸泡20分钟，加适量白糖调味。有行气散瘀、消食开胃的作用，适用于高血压、高脂血症等。

柏子仁茶 柏子仁10克，炒香捣碎，用开水浸泡5分钟，加适量白糖调味。有养心安神、润肠通便的作用，适用于中老年人心气不足、心悸失眠、大便秘结等症。

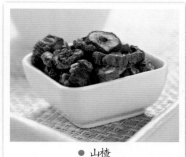

● 山楂

养生看点聚焦

六种养心安神的中成药

1.人参归脾丸：有补益气血、健脾养心的作用，适用于心脾两虚所致的心悸健忘、失眠多梦、体倦乏力等。

2.补心丸：有养心、安神的作用，适用于心气不足所致的心悸怔忡、心烦不安、失眠多梦、健忘等。

3.人参养荣丸：有益气养血、强心安神的作用，适用于心脾不足、气血两亏所致的惊悸怔忡、失眠健忘、神疲乏力、食少便溏等。

4.天王补心丸：有滋阴养血、补心安神的作用，适用于心阴不足、心血亏损所致的虚烦少眠、梦遗健忘、心悸怔忡等。

5.黄芪生脉饮：有益气养阴、强心补肺的作用，适用于心肺两虚、气阴不足所致的心慌气短、神疲乏力、脉细弱无力等。

6.补心气口服液：有补益心气、理气止痛的作用，适用于心气虚损所致的心悸气短、头晕乏力等。

午时起居养生法

午时为自然界阴阳转化的时刻，也是人体阴阳转化的时辰，此时人体阴气渐生，阳气渐消。午时适当的睡眠可以促进人体阴阳的转化，对保养心脏有利，所以民间有"有钱难买子午觉"之说。此外，生活环境也会影响心脏。

 ## 科学睡眠保健康

睡眠欠债会变"笨"

睡眠时间因人而异，但一般而言，每个人平均每天须睡眠8小时。

有研究表明，当人睡眠不足时，就会累积"睡眠债"，就算每天只少睡1小时，连续8天下来，你仍会感到犹如整晚熬夜一样困倦。斯坦福大学睡眠研究专家研究发现：欠下庞大的"睡眠债"会削弱人的智力和运动功能，让人变得反应迟钝，数学计算容易出错，出现健忘等。

午时小睡有助于抗衰老

有午睡习惯的人不易老，这就是西方人比同年龄的中国人显得苍老的原因。西方人不知午睡的妙用，他们到了下午，就猛喝咖啡。追究其因，就是因为没有午睡习惯而不得不靠咖啡提神。

中午睡1小时等于晚上睡3小时，如果平均一天需8小时睡眠，午睡1小时则夜间只需睡5小时就可以满足人体需求。

衰老和人体内疲劳物质有关，睡眠的一大作用是能去除疲劳物质。疲劳物质会造成血液循环障碍，所以只要血液循环顺畅就可延缓衰老。老人生病卧床过久，探视者会发现病人一头乌发变白，这是因为病人缺乏运动使血液循环衰退所致。女性平均每天的睡眠时间比男人多1小时，此多出的1小时即专属美容之用。

午睡的注意事项

◎忌午睡时间过长：午睡时间以0.5～1小时为宜，睡多了会进入深度睡眠期，醒来后会感到很不舒服。

◎忌随遇而安乱午睡：午睡不能随随便便地在走廊下、树荫下、草地上、水泥地面上就地躺下即睡，也不要在穿堂风或风口处午睡。因为人在睡眠中体温调节中枢功能减退，重者受凉感冒，轻者醒后身体不适。

◎忌坐着或趴着打盹：不少人由于条件限制，坐着或趴在桌面上睡午觉，长此以往会形成坐着或趴着午休的习惯，这样极不利于身体健康。趴在桌面上午睡会压迫胸部，影响呼吸，使手臂发麻，更达不到使身体得到调整休息的目的。

良好的环境对养心很重要

良好的生活环境对养心是非常重要的。对心脏养生而言，适宜心脏的环境主要包括以下几个方面。

宜绿色环境

绿色环境可以使人心情宁静，心跳和缓，从而有利于心脏的健康。

宜居室内焚香

居室内焚香可清洁辟秽、杀虫解毒，还可清心怡情。学习、工作时，点燃一支卫生香，则有清心开窍、活跃思维、振奋精神的功效。但室内焚香不宜过多，特别是通风不良或有病人在卧的房间。

忌高温

温度过高对心脏不利。国外研究发现，天气越是炎热，心脏病的发生率越高，高温是心脏病发病及死亡的主要原因之一。雅典大学的研究人员收集了该国70岁以上患心脏病的病例，对其中3126例死亡病例分析后发现，潮湿、高温的环境是导致心脏病发作的关键因素之一，且环境越潮湿，气温越高，心脏病发病及死亡率就越高。所以，高温是心脏的大敌。

养生看点聚焦

心与夏相通

中医认为，"心与夏气相通应"。心的阳气在夏季最为旺盛，加之夏季昼长夜短，天气炎热，所以，睡眠时间也较其他季节少一些，因而，体内消耗的能量多，血液循环加快，出汗也多。在这个季节，心脏的负担是很重的，倘若不注意对心脏的保养，很容易使心脏受到伤害。所以夏季一定要注意心脏的养生保健。在这个季节里，可以适当地晚睡，但要早起，不要厌恶长日，切不可恼怒。要使自己的身心适应夏天的气候特点，心情愉快，气血宣畅，通泄自如，对外界事物有浓厚的兴趣，这是适应夏季的气候、保护长养之气的方法。日常生活中要戒烟酒，不饮浓茶，保证睡眠充足，不要过劳或过逸，根据自己的身体状况选用合适的运动，对心脏的养生保健有益。

夏天养心要注意：一是起居方面，要晚睡早起，晚睡以适应夏热的气候，早起以顺应昼长的规律；二是衣着方面，夏天出汗多，衣服要轻薄，勤洗勤换；三是情志方面，要愉快、乐观，不宜紧张、恼怒。过分紧张、恼怒会增加心血管系统的负担，使心跳加快，血压升高，容易发生心血管方面的疾病。

午时运动养生法

养心的方法很多，尤宜练习养心功法。养心功法为气功功法的一种，注重意境方面的修炼，对身体健康是十分有益的。在练习时宜选择安静、凉爽、空气流通的地方。

做法 ❶ **双手攥拳**：盘腿静坐，两臂自然放于身体两侧，调匀呼吸，然后两手用力握拳。吸气时放松，呼气时紧握，可连续做6次。这种功法具有调节气血的作用，随呼吸而用力，对调气息及血液循环有好处。而且当用力握拳时，可以起到按摩掌心劳宫的作用，具有养心的功效（图①）。

❷ **上举托物**：盘腿静坐，以左手按于右腕上，两手同时举过头顶，调匀呼吸。呼气时双手用力上举，如托重物，吸气时放松。如此做10～15次后，左右手交换，以右手按于左腕，再做1遍，动作如前。该动作可以疏通经络，行气活血，活动上肢肌肉关节（图②）。

❸ **手足争力**：取坐位，双手十指交叉相握，右腿屈膝，踏于两手掌中，手、脚稍稍用力相争。然后放松，换左腿，动作如前，可交替做6次。这套动作可以祛心胸间风邪诸疾，宽胸理气，也有活动四肢筋骨的作用（图③）。

❹ **闭目吞津**：盘腿静坐，两臂自然下垂，置于大腿上，双目微闭，调匀呼吸，口微闭，如此静坐片刻，待口中津液较多时，便将其吞咽，可连续吞咽

3次。然后，上下牙叩动，叩齿10～15次。这种功法即养心功中的吞津叩齿及静坐方法，可以养心安神、固齿、健脾（图④）。

动作要领

◎ **调身**：调身在于掌握静坐练功的姿势，其三大要领是盘腿、正坐、放松。在吸气时要口齿轻闭，舌舔上腭，以意引气至中丹田，然后使气自中丹田经口缓缓吐出。

◎ **调心**："静坐养心功"的关键就在一个"静"字上，因此，一定要克服心意散乱。

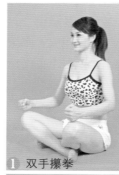

① 双手攥拳

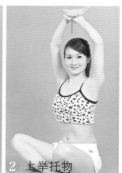

② 上举托物

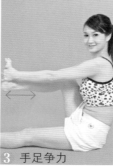

③ 手足争力

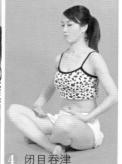

④ 闭目吞津

午时精神养生法

心者君主之官，喜乐出焉。精神调养对养心来说至关重要。劳心过度则神伤，欲望过度则神疲，心神忙乱易出差错，就不能正常行使主宰生命的功能，使脏腑功能紊乱，容易引发疾病。

精神养心的基本方法是放松心情，清心寡欲，淡泊名利，不受外界的干扰和刺激，这样的心态就会让人心静神恬而少烦恼。心神宁静，心主神明，头脑清醒而精力充沛，这样才能使各脏腑功能相互协调而自然健康长寿。

心最易受外界的干扰，克服心意散乱的办法是，在放松的同时，使精神逐渐集中，把一些杂念转为一个念头，即"万念归一"。也就是以一种有益的意念来代替其他杂念，如遐想游历某处美丽的风景等。达到平心静气后，就可进入浅入静，习之日久，便可自然达到深入静。

养生看点聚焦

调神养心六诀

◎正心：即要有道德心、仁爱心。

◎静心：即要有"淡泊以明志，宁静以致远"的高远境界。

◎清心：即要真诚、专注、持久，不被外界环境干扰。

◎操心：适当操心对身体大有裨益。

◎忍心：养心需要忍心，即忍受和排除一切破坏心境的因素。

◎宽心：心胸宽广，自然无忧。

午时养生要点小结

◎心主神志，养心最易清心寡欲。

◎午时属心，此时可静坐一刻钟，闭目养神，则心气强。

◎养心宜按劳宫。

◎山楂是最合心的"口味"。

◎养心关键在调神。

◎"喜伤心"，乐极也会生悲。

◎养心宜练养心功。

◎心经按摩有助于疏通心经气血。

◎心包代心受邪，养心可从心包经入手。

◎午时要进餐。

◎穴位点压缓解心病症状。

◎刮痧促进血液运行。

◎拔罐可防冠心病。

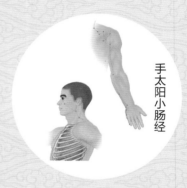

手太阳小肠经

13：00～15：00

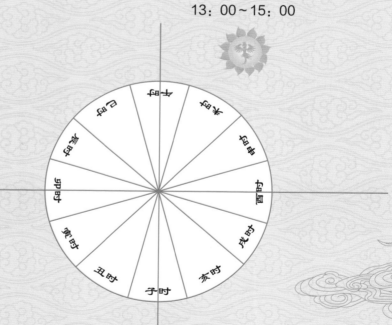

未时人体的气血流注于小肠经与小肠，是调养小肠经与小肠的关键时刻，如果此时忽略了对小肠经的调养很可能会诱发一系列疾病。这是因为小肠对人体有两个主要作用：一是主受盛化物，二是主泌别清浊。小肠盛受了由胃腑下移而来的初步消化的食物，起到容器的作用，同时对所盛食物进一步消化和吸收，将水谷化为可以被机体利用的营养物质，把有用的营养精微物质和没用的残渣糟粕进行整理后分开，然后吸收掉有用的部分，把没用的垃圾转移到大肠，把多余的水分转移到膀胱，最后排出体外。小肠的受盛化物和泌别清浊，即消化吸收过程，是整个消化过程的最重要阶段。

平时可通过按摩、刮痧、拔罐等方式对小肠经进行刺激，以改善小肠功能，还可以采取食疗及其他方式直接提高小肠功能。

十二时辰之未时养生

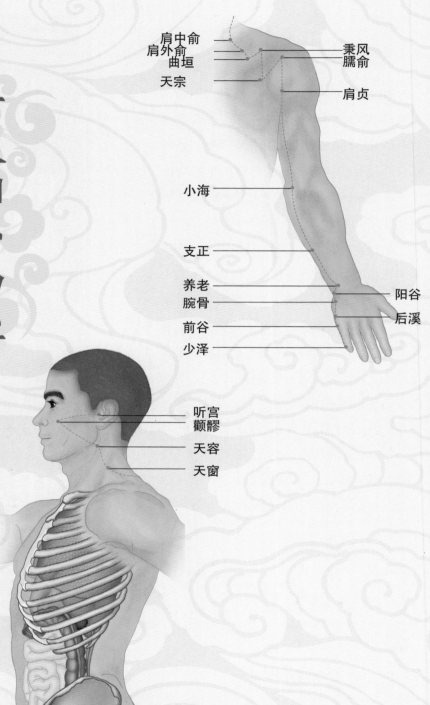

肩中俞
肩外俞
曲垣
天宗

秉风
臑俞

肩贞

小海

支正

养老
腕骨
前谷
少泽

阳谷
后溪

听宫
颧髎
天容
天窗

循行路线

小肠手太阳之脉，起于小指之端，循手外侧上腕，出踝中，直上循臂骨下廉，出肘内侧两筋之间，上循臑外后廉，出肩解，绕肩胛，交肩上，入缺盆，络心，循咽下膈，抵胃，属小肠；其支者，从缺盆循颈，上颊，至目锐眦，却入耳中；其支者，别颊上出𩈶，抵鼻，至目内眦（斜络于颧）。

——《黄帝内经·灵枢·经脉》

手太阳小肠经起于手小指尺侧端，沿手背尺侧上行至腕部，直上出于尺骨茎突，沿前臂外侧后缘上行，经过尺骨鹰嘴与肱骨内上髁之间，沿上臂外侧后缘出于肩关节，绕行肩胛骨，左右两脉交会于督脉大椎，再向下进入缺盆，联络于心，向下再沿食管，通过膈肌，到达胃，属于小肠。

分支
缺盆部分支：沿颈部上至面颊，至目眶下，转入耳中。
面颊部分支：上行到达目眶下，抵于鼻旁，至内眼角，与足太阳膀胱经相接。

 ## 对应脏腑——小肠

小肠掌管受盛化物

小肠的受盛化物功能主要表现在两个方面：一是小肠盛受了由胃腑下移而来的初步消化的食物，即受盛作用；二是指经胃初步消化的食物，在小肠内必须停留一定的时间，由小肠对其进一步消化和吸收，将水谷化为可以被机体利用的营养物质，精微由此而出，糟粕由此下输于大肠，即"化物"作用。小肠受盛功能失调，传化停止，则气机失于通调，滞而为痛，表现为腹部疼痛等。如化物功能失常，可以导致消化、吸收障碍，表现为腹胀、腹泻、便溏等。

小肠泌别清浊

是指小肠对胃初步消化的食物进一步消化的过程。在进一步消化的同时，并随之进行分别水谷精微和代谢产物。小肠分清别浊的功能正常，则水液和糟粕各走其道而二便正常。

心、胃与小肠的关系

心与小肠相表里。胃与小肠协同工作，经过胃初步消化的食糜要下输至小肠。

疏通小肠经的按摩法

小肠经在体表循行于肩部及上肢外侧后缘，故对小肠经的按摩主要是对上述部位按摩。通过按摩可以促进小肠经气血的流通，改善小肠功能，同时对肩背部的疾病也有缓解作用。

按摩小肠经防便秘

定位 肩部、手臂部小肠经。

取穴 支正、小海、肩贞、臑俞、天宗、秉风、肩外俞、肩中俞。

做法 ❶ 取坐位，右肩前倾，右臂伸向左侧，右手放在左侧大腿膝盖上方（图①）。

❷ 用左手轻轻按摩右手臂，从手腕开始，沿着小肠经的行经路线从下往上按摩，一直到肩部。穴位或压痛点处，用力揉按或点压（图②）。

❸ 同样的方法，用右手去按摩左臂、左肩。每天坚持按摩1次，每侧5分钟即可。

作用 ◎保持小肠经气血的旺盛通畅，改善便秘及腹泻症状。

◎疏通手臂气血，让手臂、肩部得到放松，可以预防手臂酸胀疼痛以及肩部疼痛等病症。

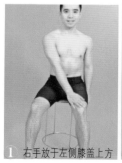
① 右手放于左侧膝盖上方

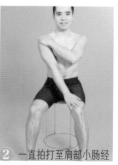
② 一直拍打至肩部小肠经

贴心提醒

◎按摩时应从手腕向肩部按摩，因为小肠经的气血行走方向是从下往上、从手走头的。

◎按摩的力度不要太重，以感觉舒适为宜。

◎也可采用站位，站立时，右臂伸向腹股沟位置，左手弯曲拍打右手小肠经，然后交换手臂。

◎对于小肠经的保养，最好是放在未时，即13：00～15：00，因为此时小肠经气血最旺。

养生看点聚焦

上班久坐族应多按摩小肠经

长期坐办公室的人，由于同一姿势久坐，最容易出现的问题就是肩臂疼痛，甚至还会出现手麻。发作时，首先是肩酸背痛，而后出现颈部的不适及手发麻。

认真分析不难发现，疼痛的部位正好与小肠经的循行路线吻合。其实这是颈、肩、背局部气血不畅的反应。

如果出现这些情况，最好按照本节的经络按摩方法对小肠经进行按摩，可以缓解不适症状。

小肠经上的特效保健穴

心与小肠相表里，如果小肠经气血不足或运行不畅，很容易影响到心脏从而导致神志方面的异常。另外，小肠经上的养老能防衰老、美容，所以，历来备受养生人士的青睐。

养老——清头明目防衰老

定位 位于前臂背面尺侧，在尺骨小头近端桡侧凹陷中。取穴时，掌心向下，用一只手的手指按在

① 点压养老

另一只手尺骨小头的最高点上，然后掌心转向胸部，在手指滑入的骨缝中即本穴。

做法 以拇指指尖用合适的力度点压，有酸麻感为度（图①）。

作用 ◎防衰老，驻容颜。

◎清利头目，可缓解目视不明、目赤肿痛等。

◎舒筋活络，可缓解落枕、急性腰痛及肩、背、肘、臂酸痛等。

贴心提醒

养老可改善老眼昏花、耳鸣、耳聋、消化功能不好、失眠、健忘以及其他各种因气血不足引起的病症。所以养老对于老年人非常重要。

老年人常按这个穴位不仅可以改善上述病症，还对老年人的高血压有一定疗效。

支正——调理小肠和心经

定位 位于前臂背面尺侧处，在阳谷与小海的连线上，腕背横纹上的5寸处即本穴。

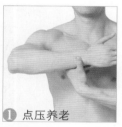
② 点压支正

做法 以拇指指尖用合适的力度点压，有酸麻感为度（图②）。

作用 ◎安神定志，可缓解癫痫、癫狂、易惊、善忘等。

◎清热解表，可缓解头痛、目眩、热病等。

臑俞——舒筋活络的要穴

定位 位于肩部，在腋后纹头直上，肩胛冈下缘凹陷中。

做法 以拇指指尖用合适的力度点压（图③）。

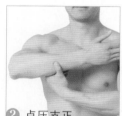
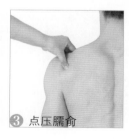
③ 点压臑俞

作用 舒筋活络，可缓解肩肿、肩臂酸痛无力、肩周炎等。

如果小肠的功能异常，常可诱发胃肠疾病，如肠易激综合征、腹泻、便秘等，刮痧、拔罐、针灸对改善小肠功能具有一定的辅助治疗作用。

改善肠易激综合征的刮痧法

肠易激综合征是常见的肠道功能性疾病，是由肠管运动与分泌功能异常引起的。主要表现为腹痛、便秘（粪便常呈羊粪或栗子状，有时粪便外包有透明黏液）、腹泻或腹泻与便秘交替。

取穴 ◎背部：脾俞、胃俞、大肠俞。

◎腹部：天枢、气海。

◎下肢部：阳陵泉、阴陵泉、足三里。

做法 分别刮以上穴位，至出现痧痕为止（图①、图②、图③）。

作用 缓解腹痛、腹泻、便秘。

贴心提醒

孕妇慎用。

缓解便秘的拔罐法

取穴 神阙、双侧天枢、关元、双侧大肠俞。

做法 取俯卧位，在背部涂适量凡士林，采用单纯拔罐法，留罐15～20分钟。虚寒型便秘，于拔罐后加用艾灸。每日1次，10次为1疗程（图④）。

作用 缓解便秘。

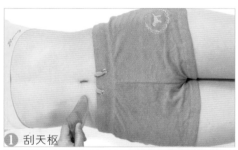
❶ 刮天枢

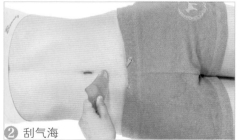
❷ 刮气海

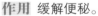
❸ 刮阳陵泉

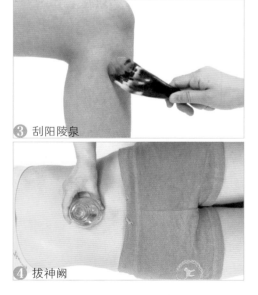
❹ 拔神阙

缓解肩周炎的针刺法

表现 本病多发生在中年以上，大多有慢性劳损及肩部受伤史，发病缓慢。通常表现为肩部疼痛，持续性加重，夜间尤甚。肩关节功能障碍，肩关节主动和被动上举、后伸、外展和外旋受限。晚期肩关节呈僵硬状态，可同时有肩部肌肉萎缩，尤以三角肌最明显。

方法一

取穴 肩髃、肩井（图①）、肩内陵、曲池、外关、合谷、关元、肾俞、压痛点。

做法 ❶ 患者取坐位或侧卧位，腧穴部位常规消毒后，选用1.5寸毫针数枚，针刺以上穴位，直刺或斜刺，深度0.8～1.3寸。得气后用平补平泻手法，留针30分钟，其间行针2次。

❷ 压痛点处常规消毒后，以痛点为中心，用围刺法。2寸毫针4支，针尖方向与皮肤呈15°，斜刺1～1.5寸，得气后行捻转手法，留针30分钟，其间行针2次。每日1次，10次为1疗程。

作用 ◎具有解痉止痛、疏理筋经、通经活络、行气活血、解除粘连的作用。
◎可促进病变处血液循环，增加机体抵抗力，有利于黏连处的肌肉弹性恢复。

方法二

取穴 肩内陵、肩髃、肩贞、小肠俞、天宗、条口。

做法 患者取坐位，腧穴部位常规消毒后，温灸以上穴位。以艾条做回旋灸法，每穴施灸10～15分钟，至局部皮肤潮红为度。每日1次（图②）。

作用 ◎缓解手太阳型肩周炎，表现为肩后部及肩胛牵涉痛，痛引颈部，可放射至肘臂外侧及小指，肩关节活动以内收、外旋为主，天宗、肩贞、秉风等穴有压痛感。

◎活络、行气活血、解除粘连的作用。可促进病变处血液循环，增强免疫力，有利于粘连处的肌肉弹性恢复。

贴心提醒

肩周炎患者在调护方面应注意以下几点。
◎肩部要保暖，不要受凉。
◎经常适当地运动。可做柔软体操、太极拳、八段锦等，不仅能使局部血液循环畅通，还可以强健肩部关节囊及关节周围软组织，要坚持锻炼。
◎肩周炎发生后，最重要的是及早进行患侧主动的和被动的肩关节功能锻炼，如弯腰垂臂摆动、旋转、正身爬墙等。

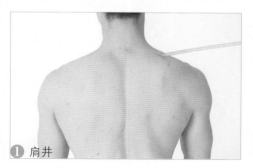

① 肩井

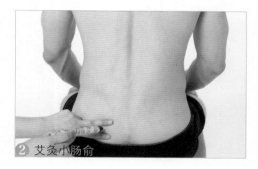

② 艾灸小肠俞

未时饮食养生法

小肠的主要功能是消化吸收，人体对营养的吸收离不开小肠。因此，小肠病变最直接的后果是营养吸收障碍。胃肠道病变和营养不良也是互为因果的，长期营养不良，特别是蛋白质摄入不足，会出现小肠黏膜萎缩，绒毛变短、变宽，伴随而来的是继发性吸收功能降低，对全身营养吸收也有不良影响。因此，要保证营养的全面、均衡、充足。

小肠的饮食养生方面主要是保证三餐的定时定量。人体是一个自主功能很强的机体，有自己特定的生理特点，对六腑而言，主要是按照既定的节律消化吸收营养。三餐定时定量，才能形成自己的生物钟，到时候小肠自然会活跃起来。反之，三餐无规律，则会打乱小肠的节律，出现肠道功能紊乱。

平时一些常用中药对小肠的吸收功能也有一定的促进作用。

❈ 饮食宜忌盘点

◎三餐定时定量。

◎保证营养的全面、均衡。

◎要使小肠安，烟酒要少沾。

◎健脾消食食物有助于减轻小肠负担。

◎消食导滞药物有助于小肠。

❈ 宜吃食材推荐

动物类

羊肉、螃蟹、猪肉、泥鳅。

植物类

薏米、扁豆、大麦、玉米、芡实、小米、山药、香菇、平菇、木瓜。

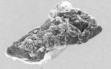

●羊肉　　　●泥鳅　　　●薏米　　　●山药

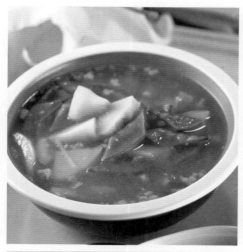

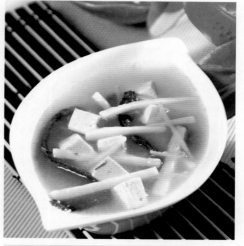

肉末土豆汤

材料 猪肉200克，土豆100克，荷兰豆50克，洋葱半个，姜丝少许。

调料 盐、料酒、鸡精各适量。

做法

① 猪肉洗净，切末；土豆洗净，去皮，切块；荷兰豆洗净，切块；洋葱洗净，切末，备用。

② 油锅烧热，依次下洋葱末、姜丝、猪肉末、料酒翻炒片刻，然后倒入适量清水，加土豆块、盐、鸡精煮至土豆块断生，下入荷兰豆块煮15分钟即可。

养生疗效

此汤有和胃调中、帮助消化、益气强身的功效。本品可以辅助治疗消化不良、习惯性便秘、神疲乏力、慢性胃病、关节疼痛、皮肤湿疹等。

泥鳅山药粥

材料 泥鳅5条，鲜山药100克，豆腐250克，姜片适量。

调料 料酒、盐、味精各适量。

做法

① 泥鳅宰杀，去内脏，洗净沥干水。

② 山药洗净，切丝；豆腐切小块。

③ 泥鳅入热油锅中，煎至微黄时，放姜片、料酒，小火煲10分钟。

④ 山药丝放入适量开水中氽烫一下，与豆腐块一同放入鱼锅中，加适量清水，煮30分钟后，下味精、盐调味，搅匀后即可。

养生疗效

本品健脾开胃、助消化。泥鳅含多种营养成分，山药健脾。常食此粥可以促进食物的消化吸收，并具有健胃功效。

特效药材推荐

◎山楂◎白术◎茯苓◎陈皮◎党参◎白果◎白蔻仁◎牵牛子◎鸡内金◎乌鸡◎红枣
◎大米◎薏米◎柚皮◎怀山药◎芝麻◎蜂蜜

中药养生小妙方

砂仁牛肚 牛肚1具，用开水泡洗，刮去黑色黏膜，切块，与砂仁5克，陈皮10克，生姜15克共煮汤，煮熟后加适量盐调味食用。可治脾胃虚弱、消化不良。

山楂糖 焦山楂10克，研末加适量红糖，开水冲服，每日3次。或生山楂10克，炒麦芽10克，水煎服，每日2次。缓解消化不良。

健脾乌鸡汤 乌骨鸡1只，宰杀时从肛门处开口取出内脏，将党参30克，茯苓、白术各15克，白蔻仁、生姜各10克，砂仁4克塞于鸡腹内，缝合切口，煮熟后去药食用。有健脾止泻作用，适用于脾虚泄泻、消化不良等。

西瓜西红柿汁 西瓜、西红柿各适量，榨汁，随量饮用，可缓解夏季感冒、发热、口渴、烦躁、食欲不振、消化不良以及小便赤热等。

高粱羊肉粥 羊肉片、高粱米各100克，加适量水，同煮粥，最后用油、盐调味食用即可。可缓解脾胃虚弱所致的消化不良。

白果蒸鸡蛋 干白果仁2枚（研末），将鸡蛋一端打一小孔塞入白果粉，用纸封口朝上，蒸熟食用，有补虚收敛作用，可缓解女性白带过多、小儿消化不良、腹泻、小儿遗尿等。

海带陈皮萝卜汤 海带25克，白萝卜250克，陈皮2小片。白萝卜、海带切丝，与陈皮共煮半小时，做成汤后，加盐及调料调味。每日1剂，分2次喝汤吃萝卜海带。具有消食消坚、理气解郁的功效。

二丑消积饼 黑丑、白丑（即牵牛子）各60克，白面粉500克。二丑炒香脆，过箩，与面粉调和，入白糖适量，焙制成3克重的饼干。每次2块，每日3次。可消食导滞。

中药对症单方

化小儿积食的鸡内金散 鸡内金4两，炒黄研成粉，饭前用白糖水冲服。每日2次，1次半匙左右。儿童减半，1剂服完即可。服药期间忌吃田螺。

山楂炭化积食 山楂炒炭30克，水煎服，缓解食积腹胀、食肉停滞、小儿疳积、消化不良。

养生食疗药膳方

粟米怀山糊 粟米和怀山药各适量。两者研细末，加水煮成糊，白糖适量调味服食。此粥可缓解小儿消化不良。

松子粥 松子仁少许，大米和蜂蜜各适量，松子仁研碎和大米煮粥，粥熟后调入蜂蜜即可食用。此粥具有补虚、润肺、滑肠等功效，适用于中老年人及体弱早衰、头晕目眩、肺燥咳嗽、消化不良、慢性便秘等。

牛肚黄芪汤 牛肚250克，黄芪10克。牛肚洗净，与黄芪加水共煮。食牛肚，饮汤。对脾胃虚弱、消化不良、气短乏力、食后腹胀等有一定的改善。

芝麻栗子粥 芝麻、栗子、大米各适量。将芝麻炒熟，研成细末。将栗子、大米煮熟后，拌入芝麻同食。此粥具有健脾和胃、补肾强筋、养肺润肠的功效。

红枣茯苓粥 红枣6枚，茯苓粉、大米各30克，白糖适量。先将红枣洗净去核切碎，放锅中加水浸泡20分钟，然后加入大米、茯苓粉，一起煮成粥，食用时加适量白糖。此粥具有健脾补中、利湿止泻的功效，适用于肠胃虚弱、脾虚久泻的人。

扁豆红枣粥 白扁豆、薏米、红枣各15克，大米50克，共煮成粥。食用时加白糖少许。此粥具有健脾化湿、止泻的功效，适用于脾虚、消化不良、泄泻等。

美味中药茶

蜂蜜茶 茶叶用开水冲泡后，加入蜂蜜搅匀即可。有润肠、止渴、益肺的功效。

橘皮红枣茶 橘皮与红枣用锅炒焦，放入保温杯内，以沸水浸泡10分钟，饭前代茶频饮。此茶有助于缓解消化不良。

苹果绿茶 将苹果汁倒入沏泡好的绿茶水中，调入蜂蜜，即可饮用。此茶蜜香清爽，老少皆宜。具有止泻、通便、清热的功效。

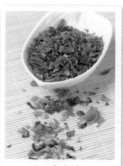

● 鸡内金

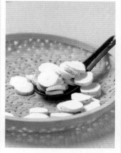

● 怀山药

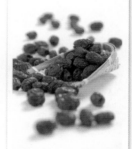

● 红枣

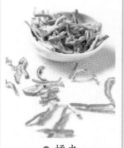

● 橘皮

未时起居养生法

未时小肠主令，小肠是消化吸收的主要场所，为了保证它的生理功能正常发挥，应该养成科学健康的生活习惯。未时气温较高，尤其是在夏季，应根据气候调整起居。

未时养生需要注意的饮食问题

饮食应避免辛辣刺激

辛辣刺激食物，如辣椒、胡椒、生葱、大蒜等，可刺激肠胃部位的血管，使其充血和扩张，从而加剧肠道负担或诱发痔疮。

养成良好的饮食习惯

◎应多吃粗粮、海藻类和新鲜果蔬等。这些食物所含的膳食纤维可增强肠道蠕动，缩短食物在肠内停留的时间，还可以吸附部分有害物质。

◎切忌暴饮暴食。暴饮暴食会增加腹腔压力，使痔静脉的血液回流受到影响，从而引发痔疮。

未时多喝水，防脑卒中

中午时气温比较高，体内水分消耗较多，此时应积极补充水分。尤其是老年人，中枢会变迟钝，即使不渴时也应适当喝水以防血液黏稠度增加，出现血栓，诱发脑卒中（即"中风"）。同时，多喝水可帮助人体维持肠道健康。

未时健康穿衣的窍门

未时选择服装时，不能只着眼于实用、美观、得体，而应从有利于活动和健康的角度出发，充分考虑到舒适、保健、防护等因素。

一些合成纤维的面料，吸湿性和透气性差，汗液不易蒸发和吸收，若皮肤长期受到汗液以及衣服上的物理化学刺激，很容易引起皮炎。

服装款式不当或衣着过紧，尤其是质地粗糙、坚硬的衣服，会影响机体血液循环，很容易引起局部皮肤破损和发炎，如乳罩过紧会使乳房下皮肤皱襞处发生糜烂。因此，服装款式以宽松为好，衣料以柔软下垂或棉布料为好。穿薄而多层套装的，比穿厚而单层的衣服保暖性能更好，最外层的衣服应选用轻而能容纳大量气体的衣料。

另外，经过抗皱处理、漂白的服装，或颜色过于鲜艳、易褪色的服装，所使用的化学物质较多。特别是带有浓重的刺激性气味时，则说明残留的有毒化学物质多，对健康有害。

情绪欠佳时，最好穿针织、棉布、羊毛等质地柔软的衣料做成的服装，不要穿易皱的麻质衣服，以免看起来一团糟，使自己的心情更坏。硬质地衣料也会让人感到不快。

新衣买回来后，不要急于穿上身，最好先放在清水中浸泡几小时，充分漂洗干净，晾晒以后再穿。若不能水洗的衣物，最好在通风处挂几天再穿。

未时养生需注意的环境问题

▌注意气温对健康的影响

夏季，未时气温较高，人们常躲在空调屋里纳凉。经常吹空调对身体不利，尤其是患有心血管病的中老年人，最好不使用空调，以手摇扇纳凉为好。若使用空调，室内与室外温差不应超过7℃。当室内空调温度调得太低，与外界气温相差较大时，频繁出入房间，忽冷忽热，易导致脑部血液循环障碍而发生脑卒中。

▌未时外出需做好防晒

未时对应时间是13：00～15：00，正是光照较强的时间，此时一定要注意防晒，尤其是在夏季。强烈日光照射后，暴露部位的皮肤，如手背、面部等可能出现日光性皮炎或日光红斑，表现为出现界限鲜明的红斑、肿胀，严重者还可发生水疱。因此，未时需要防晒，如果此时段必须要外出，最好打太阳伞或戴遮阳帽。

未时可适当补充睡眠

如果是夏季，昼长夜短，加上气温较高，容易出现休息不好的情况。对于许多人来说，仅靠夜间的睡眠是不够的，需要利用午睡来补充。此时午休是恢复体力，保持健康的重要手段之一。实践证明午睡可以使人精力旺盛，下午工作效率明显提高，并且可使人心情愉快。从人的生理活动来看，夏季正午时分正是烈日当空之时，气温最高，人体皮肤毛细血管扩张，体内血液分布不平衡，大量血液滞留体表，大脑血液供应相对减少，所以也适合以午睡来保证大脑的休息。

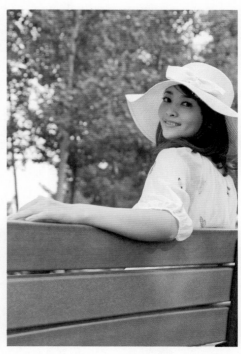

● 未时是一日内气温较高的时间，外出时尽量在阴凉处步行或采取其他的防晒措施。

未时运动养生法

锻炼小肠经的摆臂法

小肠经为手太阳经脉，该经脉行走在两手胳膊的外侧，往上直到肩关节的后面。对于小肠经的锻炼，有一个非常简单的办法，就是"摆臂法"。每天摆臂100次以上，可以保证小肠经气血顺畅。具体做法如下。

选择一个安静的地方，身体站立，全身放松，两脚与肩同宽，两眼平视前方，然后两臂同时前后摆动，速度不必太快，以5秒钟一个"回合"为宜，幅度要稍大一点，让整个手臂、肩关节这条小肠经的循行线都得到充分的活动，真正打通经络，促进整个手臂的气血循环。此法每天1次，每次以手臂前后摆动100次为量，熟练者可以适当增加次数，但以自己感到舒适为准。锻炼时间最好是在小肠经气血最旺的未时（13：00~15：00），这时效果最佳。小肠经畅通，消化吸收功能会更强，气血的生化会更足，得肠胃疾病、便秘、腹泻的概率就会大大降低。同时，小肠经与心经相表里，小肠经的问题解决好了，气血旺盛了，对心脏的保健也非常有益。

疏通小肠经经气的保健操

一些简单的保健操同样可以疏通小肠经经气，具体方法如下。

1. 学小狗，常摇头：以下巴带动整个头左转右转，左转90°、右转90°（图①）。
2. 学龟蛇，多伸缩：可模仿龟蛇走路时头部运动的样子（图②）。
3. 学仙鹤，把翅展：站立，两腿打开与肩同宽，两手侧平伸，手心朝地；然后把两手反转过来，使手心朝天，来回翻转约10次（图③）。

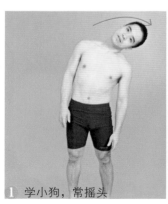
① 学小狗，常摇头

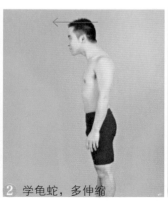
② 学龟蛇，多伸缩

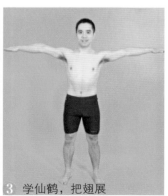
③ 学仙鹤，把翅展

未时精神养生法

心与小肠相表里，保持乐观的情绪对小肠养生来说极其重要。

经常保持乐观的情绪，是养生最重要的一环。《孙真人卫生歌》说："世人欲识卫生道，富乐有常嗔怒少。心诚意正思虑除，顺理修身去烦恼。"这是修身养性的至理。医学研究发现，消化道溃疡如胃或十二指肠溃疡的发生与发展，与情绪密切相关。

因此，要注重心理健康，保持精神愉快和情绪稳定，避免紧张、焦虑、恼怒等不良情绪的刺激。

具体来说，可从以下几方面着手。
◎笑是调节情绪的最好方法，可以帮助治疗许多疾病，如一般的高血压病、冠心病、动脉硬化症、造血功能障碍性疾病、气管炎、慢性胃炎、胃肠功能紊乱、便秘、神经衰弱、头痛、更年期综合征以及身体衰弱等病。笑虽不能代替药的作用，但它可以有效地调节情绪，

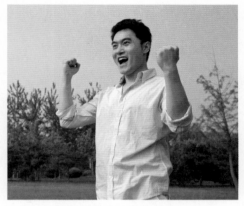

● 保持乐观情绪是未时养生的重要一环。

在良好情绪的影响下，既能使机体各系统功能得到改善，又能提高药物在体内的效力，从而达到祛病的目的。
◎处理好人际关系。人际交往中，常常会碰到这样或那样的矛盾。当碰到这类问题时，要心平气和，不要焦躁，保持冷静。对待无原则性的矛盾，应严己宽人，没必要争得面红耳赤，大动干戈。应大度、热情，以礼待人，以诚相处。

未时养生要点小结

◎三餐有规律，肠道少生病。
◎不烫不凉，有益健康。
◎油炸、腌制食物和冷食要少吃。
◎细嚼和慢咽，可以减轻胃肠负担。

◎适当午睡，防止脑卒中。
◎保持乐观情绪。
◎小肠养生忌烟戒酒。
◎营养全面均衡利肠道。

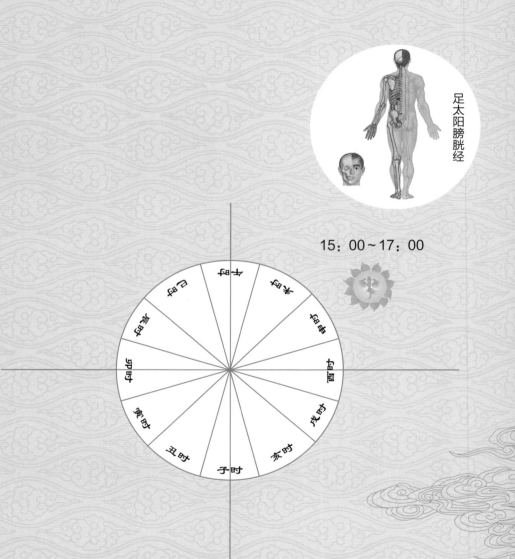

足太阳膀胱经

15：00～17：00

申时是人体的气血流注于膀胱经与膀胱的时机，是调养膀胱经的最佳时刻。膀胱的生理功能主要是贮存和排泄尿液，借以调节体内的水液平衡，排除体内的代谢产物。膀胱为人体水液汇聚之所，故称为"津液之腑""州都之官"。《诸病源候论·膀胱病候》中说："津液之余者，入胞脬（即膀胱）则为小便。""小便者，水液之余也。"如果津液缺乏，则小便短少；反之，小便过多也会丧失津液。因此，我们要合理地饮水，既不要让"州都之官"无事可做，又不要饮水太多，增加膀胱的负担。所以申时养生，关键是合理地饮水。

肾与膀胱相表里，膀胱的贮尿、排尿功能，与肾气的盛衰息息相关。若肾气虚弱，固摄和气化功能失常，则膀胱贮尿、排尿功能失常，可出现小便不利或癃闭，以及尿频、尿急、遗尿、尿不尽等问题。所以，膀胱的病变多与肾有关，缓解小便异常，常从肾治起。

日常生活中对膀胱经上的穴位或膀胱经进行良性刺激，能起到缓解疾病的功效，配合饮食、起居等方法保健，防病效果更佳。

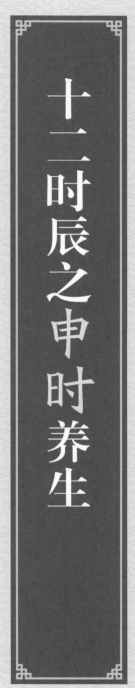

十二时辰之申时养生

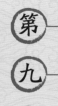

第
九
章

足太阳膀胱经

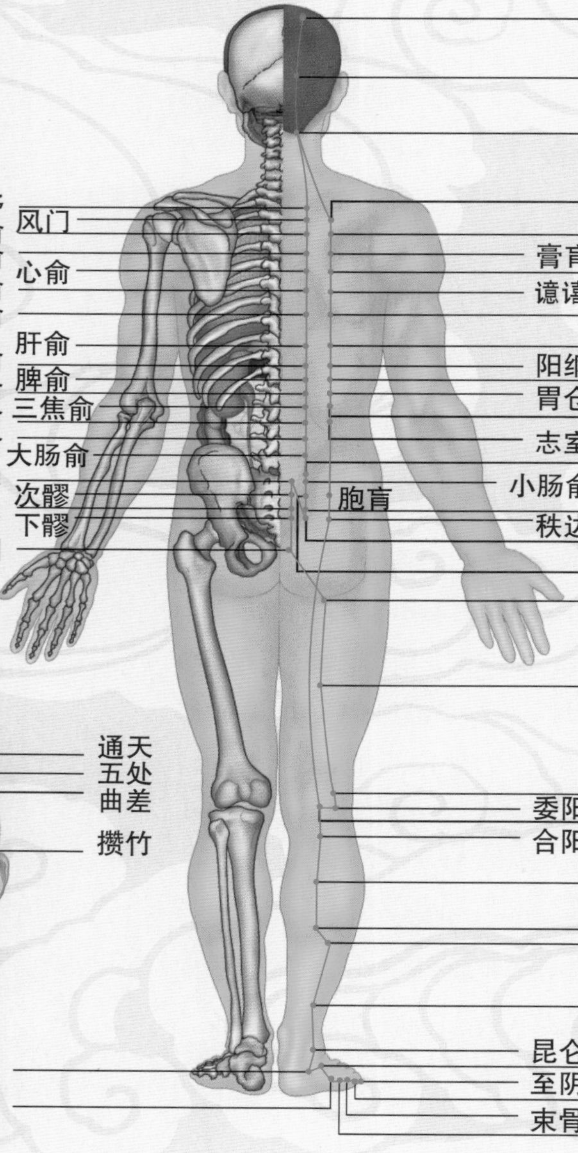

络却
玉枕
天柱

附分
魄户
膏肓
神堂
谚谚
膈关
魂门
阳纲
意舍
胃仓
肓门
志室
关元俞
小肠俞
中膂俞
秩边
白环俞
膀胱俞
承扶

殷门

浮郄
委阳
委中
合阳
承筋
承山
飞扬

跗阳

昆仑
申脉
至阴
足通谷
束骨
京骨

大杼
肺俞
厥阴俞
心俞
督俞
膈俞
肝俞
胆俞
脾俞
胃俞
三焦俞
肾俞
气海俞
大肠俞
关元俞
上髎
中髎
会阳
次髎
下髎

风门

胞肓

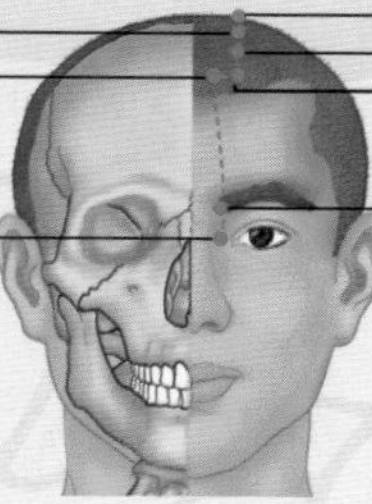

承光
眉冲

睛明

通天
五处
曲差
天冲
攒竹

仆参
金门

144

循行路线

膀胱足太阳之脉，起于目内眦，上额，交巅；其支者，从巅至耳上角；其直者，从巅入络脑，还出别下项，循肩髆内，挟脊抵腰中，入循膂，络肾，属膀胱；其支者，从腰中，下挟脊，贯臀，入腘中；其支者，从髆内左右别下贯胂，挟脊内，过髀枢，循髀外后廉，下合腘中，以下贯腨内，出外踝之后，循京骨，至小指外侧。

——《黄帝内经·灵枢·经脉》

足太阳膀胱经起于内眼角（睛明），上过额部，直至巅顶交会于督脉的百会。

分支

巅顶部的分支：从巅顶（百会）分出至耳上角。

巅顶向后直行分支：从巅顶下行（至脑户）入颅内络脑，复返出来下行项后（天柱）。

下分为两支：其一，沿肩胛内侧（大杼始），夹脊旁，沿背中线旁一寸五分，下行至腰部，进入脊旁筋肉，络于肾，下属膀胱，再从腰中分出下行，夹脊旁，通于臀部，经大腿后面，进入腘窝中。其二，从肩胛内侧分别下行，通过肩胛，沿背中线旁三寸下行，过臀部，经过髋关节部（环跳），沿大腿外侧后边下行，会合于腘窝中，向下通过腓肠肌，经外踝后面（昆仑），在足跟部折向前，经足背外侧至足小趾外侧端（至阴），与足少阴肾经相接。

 ## 对应脏腑——膀胱

▌膀胱负责贮存尿液

在人体津液代谢过程中，水液通过肺、脾、肾三脏的作用，布散全身，发挥濡润机体的作用。其被人体利用之后，即是"津液之余"者，下归于肾。经肾的气化作用，升清降浊，清者回流体内，浊者下输于膀胱，变成尿液。尿液贮存于膀胱，达到一定容量时，通过肾的气化作用，使膀胱开合适度，则尿液可及时地从溺窍排出体外。

▌膀胱与肾互为表里

膀胱的贮尿和排尿功能，全赖于肾的固摄和气化功能。人体气血将在下一时辰流注于肾经及肾。

疏通膀胱经的按摩法

膀胱经行走于人体后面，对膀胱经的按摩一般通过经常敲打背部膀胱经可有效疏通经脉，促进气血运行。另外，捏脊也是对膀胱经进行良性刺激的一种方法，可有效预防疾病。

敲打膀胱经疏通气血

定位 背部及下肢膀胱经。

取穴 膀胱俞、心俞、肝俞、肾俞、三焦俞、委中、合阳、承筋。

做法 ❶ 右手持小木槌，举手从同侧或对侧伸向背后，在膀胱经上进行敲打。然后换左手操作，手法同上。力度以觉得舒服为度（图①）。

❷ 右手到背后从下向上敲打膀胱经（图②）。

❸ 下肢的膀胱经可将小木槌背到身后从下向上敲打下肢膀胱经。一侧完了，交换手，敲另一侧（图③）。

作用 疏通膀胱经气血。

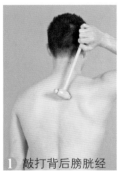

❶ 敲打背后膀胱经

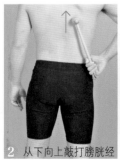

❷ 从下向上敲打膀胱经

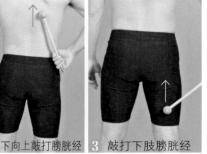

❸ 敲打下肢膀胱经

促进幼儿生长发育的捏脊法

定位 督脉主一身之阳，膀胱经为人体防御外邪的屏障。通过捏脊可以疏通身体的阳气，提高人体防御外邪的能力，达到疏通经络、流畅气血、调和脏腑、祛寒止痛的目的。这种方式对小儿尤其适宜，可以促进小儿的生长发育，提高抗病能力，并且有健脾开胃、镇静安神的功效。

做法 ❶ 受术者俯于床上，暴露整个背部。操作者沿脊柱两旁二指处，用双手食指和拇指从尾骶骨开始，将皮肤轻轻捏起，然后将皮肤慢慢地向前捏拿，一直推到颈下最高的脊柱部位，算作1遍。

❷ 由下而上连续捏拿3遍，算作1次。

❸ 第2遍或第3遍时，每捏3下须将皮肤斜向上方提起。

❹ 最后用双手拇指在腰部两侧的肾俞上（在第2、3腰椎棘突之间旁开1.5寸）揉按一会儿，每晚1次。

作用 长期坚持，可健脾养胃，使人胃口好转，面色红润，并可预防营养不良的发生发展。对失眠也有较好的作用。

膀胱经上的特效保健穴

膀胱经上的穴位多有疏通本经气血、缓解膀胱与泌尿系统疾病的功效。另外，膀胱与肾相表里，两者在经气上也密切联系，所以膀胱经上的某些穴位还有改善生殖系统疾病的功效。

膀胱俞——膀胱疾病皆可用

定位 位于骶部，在骶正中嵴旁开1.5寸处，平第2骶后孔。

做法 以拇指指尖用合适的力度点压，有酸麻感为度。

作用 ◎清热利湿：遗精、阴部肿痛生疮、阴部湿痒、小便赤涩、遗尿、淋证。

◎通经活络：缓解腰脊僵痛、膝足寒冷无力、拘急不得屈伸。

◎调理脾胃：辅助治疗腹痛、腹胀、腹满、便秘、消化不良等。

委中——腰背疾病求委中

定位 位于腘横纹中点，在股二头肌腱与半腱肌肌腱的中间。

做法 以拇指指尖用合适的力度点压（图①）。

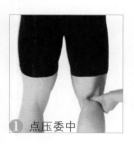
① 点压委中

作用 ◎舒筋活络：缓解腰背疼痛、腰骶重痛、风湿痿痹、下肢不遂等。

◎泄热清暑：辅助治疗霍乱、心腹痛、呕吐、腹泻。

◎凉血解毒：辅助治疗治热病汗不出、暑病、疟疾、衄血不止、咽喉肿痛、自汗盗汗。

◎其他：神志不清、脑卒中昏迷、癫证、风痹转筋、丹毒、湿疹、乳痈。

胞肓——通便利尿健腰背

定位 位于臀部，平第2骶后孔，骶正中嵴旁开3寸的位置。

做法 以拇指指尖用合适的力度点压，有酸麻感为度（图②）。

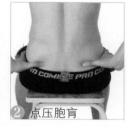
② 点压胞肓

作用 ◎补肾强腰：腰脊痛。

◎通利二便：对小便不利、小腹胀满、尿闭、阴肿、肠鸣腹胀、便秘有效。

申脉——伸展筋脉功效佳

定位 位于足外侧部，在外踝直下方的凹陷中。

做法 指尖或指背用合适的力度点压。有酸麻感为度（图③）。

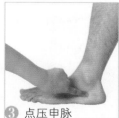
③ 点压申脉

作用 利关节：可缓解腰髋冷痛、腰腿痛、足胫痛、外踝红肿、下肢不遂。

中医三大外用养生法——
刮痧、拔罐、针灸

膀胱经气血运行不畅或膀胱功能异常时,会引发尿频、尿急,甚至出现血尿,刮痧、针灸、拔罐对上述病症具有较好的辅助治疗作用。

改善血尿的刮痧法

血尿是指尿液中红细胞异常增多的现象,是泌尿系统可能有严重疾病的信号。轻者仅在显微镜下发现红细胞增多,称镜下血尿。重者尿液呈洗肉水样,或混有血凝块,称肉样血尿。多是由泌尿系统疾病(如肾炎、泌尿系统结石等)、全身疾病(如出血性疾病、败血病等)、各种理化因素(如食物、放射线、毒物、运动等)所致。

取穴 大椎、大杼、膏肓、神堂、肾俞、关元、气海、足三里、太溪、三阴交。

做法 ❶ 背部:刮大椎、大杼、膏肓、神堂、肾俞,至出现痧痕为止(图①)。
❷ 腹部:刮关元、气海,至出痧痕为止。
❸ 下肢部:刮足三里、太溪(图②)、三阴交。

作用 补肾、益气、利尿。

改善尿路感染的拔罐法

尿路感染是由大肠杆菌、铜绿假单胞菌、葡萄球菌、链球菌等直接侵袭泌尿系统所致。症见排尿频急不畅、滴沥涩痛、尿黄浑浊,或见血尿、小腹拘急、腰部酸痛,伴恶寒发热、心烦口苦、恶心呕吐等。

本病发病急骤,久病或反复发作者常伴有低热、腰痛、下腹坠胀、疲劳等症。多见已婚女性,每因劳累、情志变化、感染外邪而诱发。腰骶部可有压痛或叩击痛。

取穴 肾俞、次髎、膀胱俞、水道、中极、三阴交。

做法 上述穴位采用留罐法,各穴留罐10~15分钟。每日1次,10次为1疗程(图③、图④)。

作用 补肾利尿,辅助治疗尿路感染。

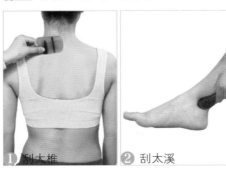

❶ 刮大椎　　❷ 刮太溪

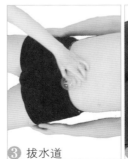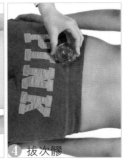

❸ 拔水道　　❹ 拔次髎

缓解尿潴留的温灸法

取穴 神阙、关元、中极、命门、三焦俞、三阴交为主穴，百会、肾俞、小肠俞、膀胱俞、委阳、阴陵泉、至阴为配穴。

做法 每日施治1次。每次选2～4穴，灸10～20分钟（图①）。

作用 利水通便。

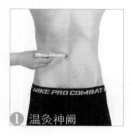
① 温灸神阙

缓解小便不通的温灸法

取穴 阴谷。

做法 灸3～5壮或温灸3～5分钟（图②）。

作用 清热止淋。

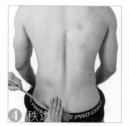
② 温灸阴谷

贴心提醒

阴谷为足少阴肾经所入合穴。足少阴肾经主水，通调小便。灸此穴经气通利，小便自通。

膀胱湿热型小便不通的针刺疗法

表现 小便不通，或量极少而赤涩灼热，小腹胀满，口苦口黏，或口渴不欲饮，或大便不畅，苔根黄腻，脉数。

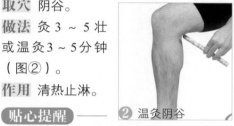
③ 归来

取穴 内关、水沟、水道、中极、归来（图③）、秩边（图④）、三阴交、阴陵泉、膀胱俞、复溜。

做法 三阴交、阴陵泉、复溜均直刺，提插泻法。膀胱俞直刺，提插泻法。其他穴同前。

作用 清热利水。

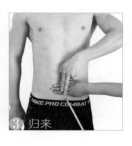
④ 秩边

养生看点聚焦

药液滴鼻改善尿崩症

尿崩症是一种脑垂体的疾病，由于脑垂体分泌的抗利尿激素减少，使肾脏对水的吸收减少，因而大量水分自尿中排出，造成尿量显著增多，每日总量超过3500毫升。日本学者用去精氨加压素滴鼻，只要在早晨起床和夜间睡觉前，用少许药液滴鼻，半小时后便可减少尿量，经过临床试用，效果十分显著。

此外，该药还用于夜间遗尿的病儿，在睡觉前用本药滴鼻，便可明显减少遗尿次数，或完全消失。有下列情况之一者，适合使用本药治疗。

◎从幼儿期开始的持续性尿崩症。

◎其他药物治疗无效的尿崩症。

◎夜间大量遗尿，但日间尿量正常。

◎年龄在10岁以下的患者。

申时饮食养生法

申时的饮食养生要兼顾膀胱与膀胱经，以促进膀胱经气血的流通，改善膀胱的生理功能，预防及改善泌尿系统疾病。具体而言包括以下两个方面。

1.**要适当吃些具有利尿作用的食物。**膀胱的生理功能主要是贮存和排泄尿液，借以保持体内的水液平衡，排出体内的代谢产物。在膀胱经气最旺的申时，适当地进食具有利水作用的食物，可保持体内的水液平衡，并促进体内代谢产物的排泄，从而保证人体的健康。

2.**要摄入足够的水分。**喝水可对膀胱起到冲洗作用，冲淡尿液以减少对膀胱的刺激作用。

另外，一些常见的中药材也具有利尿的作用，可将其制成方剂或药膳来改善因膀胱功能不畅造成的各种问题。

❋ 饮食宜忌盘点

◎多吃流质食物，多喝水，利于护养膀胱经。

◎咖啡虽好，不利膀胱。

◎忌食酸辣刺激性食物。

◎少吃咸食利膀胱。

◎碱性食物要少吃。

❋ 宜吃食材推荐

动物类

猪肉、兔肉、羊肉、鸭肉、鹌鹑肉、牡蛎、海螺、泥鳅、鱼、虾。

植物类

芦笋、豆芽、核桃、黑芝麻、小米、玉米、西瓜子、南瓜子、葵花子、松子、栗子、花生、冬瓜、蘑菇、赤小豆、绿豆。

●虾

●芦笋

●栗子

●赤小豆

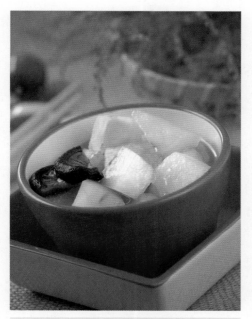

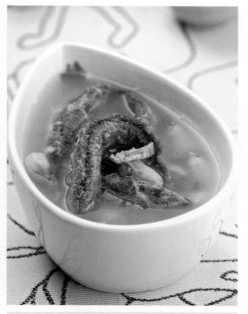

冬瓜香菇汤

材料 冬瓜500克，香菇（水发）、葱各少许。

调料 盐1小匙，味精半小匙。

做法

① 冬瓜洗净切块；香菇切块；葱洗净切花。

② 取瓦煲1个，加水煮开，放冬瓜块、香菇块用慢火煲1.5小时。

③ 调入盐、味精，撒入葱花即可。

养生疗效

此汤具有清热利湿的功效。冬瓜是清热利湿的佳品，经常食用，可以促进膀胱水液代谢，同时还有预防肥胖和美容的效果。

泥鳅汤

材料 泥鳅100克，花生、赤小豆各适量。

调料 盐适量。

做法

① 用淡盐水洗去泥鳅的黏液，宰杀，去内脏，洗净待用。

② 油锅烧热，将泥鳅炸至金黄色时，加入花生、赤小豆、适量清水，小火煮汤至一半时，用盐调味即可。

养生疗效

此汤具有利小便的作用。泥鳅的营养价值很高，有"水中人参"的美称。中医认为，泥鳅性平，味甘，具有益肾暖脾、补中益气、除湿退黄、通利小便的作用。

特效药材推荐

◎薏米◎车前子◎白茅根◎马齿苋◎生地黄◎莲藕◎萝卜◎蜂蜜◎阿胶◎红枣◎乌梅◎当归◎黄芪◎人参◎牛膝◎杜仲◎茯苓◎芡实◎赤小豆

中药养生小妙方

薏米赤小豆粥 薏米、赤小豆各30克，煮成稀粥食用，常服，能预防膀胱癌。

马齿兔肉汤 鲜马齿苋120克，兔肉250克（切块），加水煮熟，盐调味，饮汤食肉，常服，能预防膀胱癌。

三鲜汁 鲜葡萄、鲜莲藕各榨汁100克，鲜生地黄榨汁60克，混合放瓦罐中煮沸，调入适量蜜糖温服，可用于膀胱癌血尿及尿痛等症。

萝卜蜜 鲜萝卜100克切片，用白蜜腌一会儿，放铁板上炙干，再蘸蜜反复炙，至50克白蜜炙尽。冷后，细嚼慢咽，再喝两口淡盐水，可缓解膀胱癌尿痛。

赤小豆大米粥 赤小豆30克，大米50克，共煮粥。将熟时放入鸡内金末15克，再煮至粥成即可，早餐食之，可辅助治疗膀胱癌合并感染所致的尿道疼痛、下肢疼痛。

阿胶芪枣汤 阿胶10克，黄芪、红枣各20克。将黄芪、红枣洗净，一同入锅，加适量水，浸渍2小时，煎煮约1小时，去渣取汁，加入阿胶，稍沸烊化即可。上、下午分服。具有益气健脾、补气摄血的功效，适用于脾不统血型膀胱癌。

中药对症单方

用于膀胱炎患者的玉米粥 玉米糁或面50克，盐少许。玉米糁加适量水煮成粥后，加盐少许即可，适合膀胱炎患者空腹饮食。

银耳羹防膀胱癌 银耳20克，水炖服，每日1次，能预防膀胱癌。

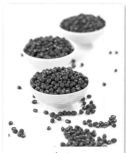

● 赤小豆

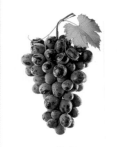

● 葡萄

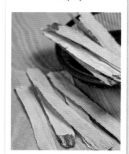

● 黄芪

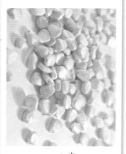

● 玉米

大麦粥可辅助治疗膀胱炎 大麦50克，红糖适量。研碎大麦，用水煮成粥后，放入适量红糖搅匀，适合膀胱炎患者饮用。

养生食疗药膳方

车前子粥 车前子10~15克，大米50克。车前子布包，煎取汁，去车前子，加入大米，兑水，煮为稀粥。每日早晚温热食用。具有利水消肿、养肝明目、祛痰止咳的功效，适用于老人慢性气管炎及高血压、尿道炎、膀胱炎等。

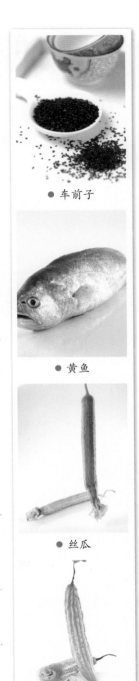

● 车前子

黄鱼汤 大黄鱼1条（约重500克），茶叶200克，生姜50克，红枣300克，白茅根、冬瓜各500克，冰糖250克，葱白7根。将茶叶及中药食材煎熬成汤，去渣后，浓缩至1000毫升，放入黄鱼（去肠杂），小火慢煮，待鱼熟烂，除去刺骨，加入冰糖、葱白。每日3次，分顿食之，吃鱼喝汤。具有清热凉血、利尿消肿、抗癌的功效。

● 黄鱼

太子参鳝鱼羹 鳝鱼250克，太子参6克。先将太子参研成极细末；将鳝鱼宰杀，去头尾，并剔去脊骨，切成丝。炒锅置火上，加植物油烧到六成热，加葱花、姜末，煸炒出香，加鳝鱼丝急火熘炒，烹入料酒，加适量鸡丝（或清汤）及适量清水，改用小火煨煮至鳝鱼丝成羹糊状，调入太子参末及盐、味精、五香粉，再煮至沸，用水淀粉勾薄芡，淋上香油即可。佐餐当菜，随意服食，当日吃完。具有益气养阴、利尿消肿、强身壮体的功效。

● 丝瓜

冬瓜粥 冬瓜块和大米各适量，加水共煮成粥。此粥清香可口，可利水消肿、清热解毒、减肥健美，适用于心胸烦闷、小便赤黄等。

丝瓜鸭血汤 丝瓜（洗净刮去皮、切块）、鸭血块各100克。加调料煮熟食之，能清热、利湿、解毒，预防膀胱癌。

美味中药茶

葡萄红茶 红茶用热开水沏泡好，加入葡萄汁即可饮用。此茶凉甜爽口，老少皆宜，具有利尿、消肿、抗衰老的功效。

● 苦瓜

申时起居养生法

申时，膀胱经当令，膀胱要在此时将人体一天代谢的产物排出体外，并完成自身的新陈代谢，故此时应适当地多饮水，以利于尿液的排出。

 ## 申时多饮水有好处

申时，膀胱经气血最旺，此时也是膀胱将体内的代谢产物排出体外的最佳时间。所以此时应当适当地多饮水，以加快体内水液的代谢。

研究表明，申时多饮水可以使膀胱炎、尿道结石等的发病率大大降低。原因在于大量的水分可以缩短尿液在体内的"浓缩"时间，减少有害物质对膀胱和尿道的刺激。

大家可能都有体会，当你一天不喝水时，小便的次数会明显减少，而排出的尿液又黄又臭，长期如此，尿液里的垃圾就会出现一些遗留、堆积现象，对身体健康极为不利。

 ## 日常饮水的宜与忌

▍健康水的特征

世界卫生组织在《饮用水水质准则》中指出理想的健康水应具备的特征。

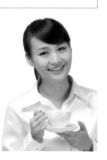

◎不含对人体有毒、有害及有异味的物质。

◎含多种人体健康所需的矿物质和微量元素。

◎pH 呈弱碱性。

◎水中溶解氧适度。

◎水分子团小（活性水）。

◎水的媒体营养生理功能（溶解力、渗透力、代谢力、乳化力等）要强。

▍五种不能喝的水

◎老化水：俗称"死水"，也就是长时间储存不动的水（存放3天以上的水就称为死水）。

◎千滚水：千滚水就是在炉上沸腾了一夜或很长时间的水，还有电热水器中反复煮沸的水。

◎蒸锅水：蒸锅水就是蒸馒头等剩下的锅水，特别是经过多次反复使用的蒸锅水，亚硝酸盐浓度很高。

◎不开的水：人们饮用的自来水，都是经氯化消毒灭菌处理过的，这样的水要烧沸3分钟才能饮用。

◎重新煮开的水：因为水烧了又烧，使水分再次蒸发，亚硝酸盐会升高，常喝这种水，亚硝酸盐会在体内积聚，引起中毒。

每日饮水时间表

快节奏的生活常常让我们忽视了诸如喝水之类细小的事情，很多人往往是等到口渴了才想到要喝水。其实，喝水也有许多学问。

下面是医学专家推荐的"喝水时间表"，供大家参考。

时间	内容
6：30	经过一整夜的睡眠，身体开始缺水，起床之后先喝250毫升的水，可帮助肾脏及肝脏解毒。
8：30	清晨从起床到办公室的过程，时间总是特别紧凑，情绪也较紧张，身体无形中会出现脱水现象，所以到了办公室后，别急着泡咖啡，可以先喝250毫升的水。
11：00	在空调房间工作一段时间后，起身活动一下，再给自己倒一天里的第3杯水，以补充流失的水分。喝水时还有助于放松紧张的工作情绪。
12：50	用完午餐半小时后，喝一些水，可以增强身体的消化功能。不仅对健康有益，也有助于保持身材。
15：00	以一杯健康矿泉水代替下午茶与咖啡等提神饮料。再喝上一大杯白开水，除了补充在空调房间里流失的水分外，还能使头脑更清醒，也有利于膀胱排出体内代谢的产物。
17：30	下班离开办公室前，再喝一杯水，可以增加饱腹感，等到吃晚餐时，自然不会暴饮暴食。
22：00	睡前1小时左右再喝上一杯水。至此，今天已摄取2000毫升水量了。不过，别一口气喝水太多，以免因起夜而影响睡眠质量。

申时运动养生法

撞背功又名铁背功、靠山功，原是习武者借以提高后背抗击力及内脏抗震力的一种功法。由于该功法易学易练，且健身效果显著，故在民间流传极广。

根据中医经络学，我们可以知道：人体背部脊柱是督脉所在，督脉上的大椎是手足三阳经的交会处，而阳维脉也与督脉交会于风府、哑门，故督脉能总督一身之阳经，而为"阳脉之海"。因此，通过练功，使督脉得到一定的锻炼，可调整和振奋全身阳气。

在脊柱的两侧是足太阳膀胱经，膀胱经上有大量的腧穴，"腧"有传输的意思，腧穴是运行气血、联络脏腑的重要穴位，以适当的方法对这些腧穴加以刺激，可使与穴位相联系的各个器官功能正常化，并逐渐得以强化。

做法 ❶ 双足与肩同宽（起式姿势），站立于墙壁前，与墙相隔约半尺，全身放松，协调一致（图①）。

❷ 身体后仰，用背部撞击墙壁，用力适度，借撞击的反作用力使身体回复直立，如此反复进行。撞击时的接触部位是从上到下，要使整个背部逐渐都撞击到。撞击下背部时，上身适当前倾，使下背部略向后突出，然后进行撞击。撞击时意念贯注背部，使意气集中于腰、肩、背之间。每次撞击100次左右（图②）。

作用 具有强腰肾、通经络、行气血、平阴阳的功效。此功法运动量适中，特别适合老年人。撞背功在家或在公园时时处处都可做，简单且益处多多。

撞背养生功法对某些相关的疾病能起到一定的疗效，例如，撞击时刺激肺俞，可改善咳嗽、气喘、骨蒸潮热、盗汗、鼻塞等；刺激心俞，可改善心痛、惊悸、失眠、健忘等；刺激肝俞，能缓解肝病、胃病、眼病和神经衰弱、肋间神经痛等；刺激胆俞，可改善黄疸、口苦、胁痛等；刺激胃俞，可改善胃肠、胸肋部等；刺激肾俞，可辅助治疗泌尿生殖系统疾病；刺激膀胱俞，可改善小便不利、遗尿、泄泻、腰脊强痛等。

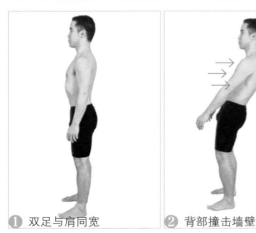

❶ 双足与肩同宽　　❷ 背部撞击墙壁

156

申时精神养生法

七情致病均可损伤脏腑，《黄帝内经》中指出"喜怒不节则伤脏""怒伤肝，喜伤心，思伤脾，忧伤肺，恐伤肾"。其实在临床上并非一情只伤一脏，很可能是同时波及几个脏腑，尤其是相表里的脏腑。膀胱与肾相表里，膀胱与肾在生理上相互为用，在病理上相互影响。在情志方面，惊恐是最容易伤及肾与膀胱的情志变化。惊恐可以损伤膀胱气血，引起遗尿或二便失禁。

惊 如骤遇险恶，突临灾难，耳闻巨响，目睹异物，夜做噩梦等都可能发生惊吓。受惊后可表现为颜面失色，神飞魂荡，目瞪口呆，冷汗渗出，肢体运动失灵，或手中持物失落，重则惊叫，神昏僵仆，二便失禁，如惊弓之鸟。

恐 如临深渊，如履薄冰，严重时可使神昏，二便失禁。恐惧过度，会消耗肾气，使精气下陷不能上升，升降失常。故可见大小便失禁、遗精、滑泄等，严重时则精神错乱，或出现惊厥，无故恐惧的人大多是肾气亏虚，气血不足。

既然惊恐伤肾，必然也会伤及膀胱，所以在申时的养生中，一定要尽量避免发生惊恐事件，要避免惊恐等情志的刺激。如果平时容易受到惊吓，可以听一些舒缓的音乐，或者下棋，练习书法、绘画等来转移自己的注意力。

遇事保持平和，不仅可妥善解决问题，还是调养膀胱经的有效方法。

申时养生要点小结

◎敲打膀胱经，利尿又强身。
◎腰背部疼痛，速去寻委中。
◎申时多喝水，饮食要清淡。

◎利湿果蔬宜多食。
◎辛辣刺激少沾碰。
◎注意饮水卫生。

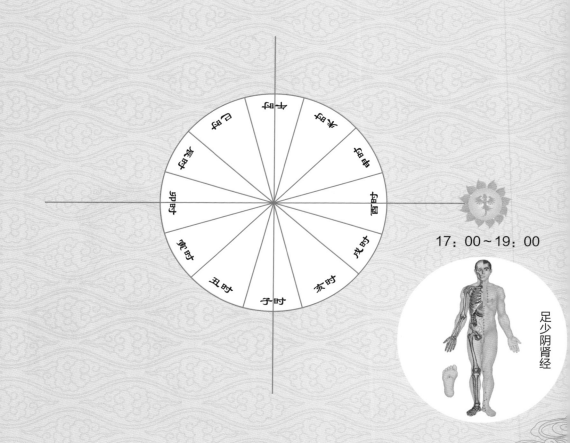

17：00～19：00

足少阴肾经

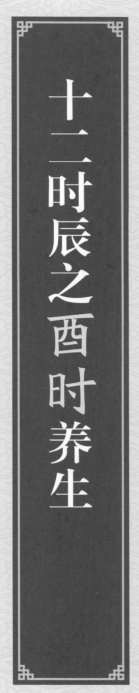

十二时辰之酉时养生

第十章

酉时，人体的气血流注于肾与肾经，此时是调养肾经、养肾的最佳时间。

肾藏精，主生殖和生长发育，为"先天之本"。肾又主水，主纳气，调节水液代谢。

肾气盛衰决定着机体生、长、壮、老整个生命活动过程。

"肾主藏精"功能的合理保健，对预防疾病、延缓衰老有普遍的指导意义。这就要求人们平时多学习些调养方法，如按摩、刮痧、拔罐、食疗等，这些方法能改善因肾经不畅、肾功能不佳而导致的各种不适。

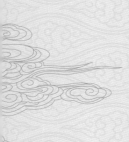

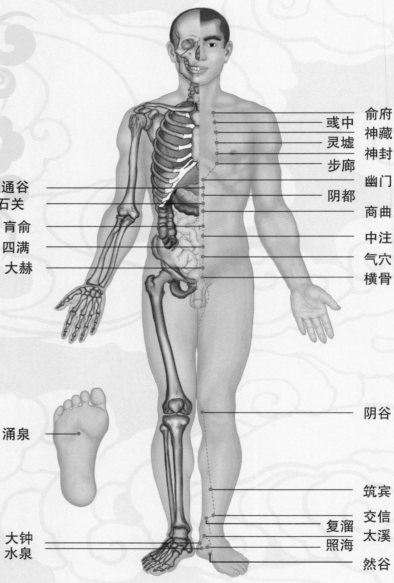

足少阴肾经

或中
灵墟
步廊
阴都

俞府
神藏
神封
幽门
商曲
中注
气穴
横骨

腹通谷
石关
肓俞
四满
大赫

涌泉

阴谷

筑宾
交信
复溜
照海
然谷

太溪

大钟
水泉

160

循行路线

肾足少阴之脉，起于小趾之下，斜走足心，出于然谷之下，循内踝之后，别入跟中，以上踹内，出腘内廉，上股内后廉，贯脊属肾，络膀胱；其直者，从肾，上贯肝膈，入肺中，循喉咙，挟舌本；其支者，从肺出，络心，注胸中。

——《黄帝内经·灵枢·经脉》

足少阴肾经起于足小趾端，斜向于足心（涌泉），出于舟骨粗隆下（然谷），经内踝后进入足跟，再向上沿小腿内侧后缘上行，出腘窝内侧，直至大腿内侧后缘，入脊内，穿过脊柱，属肾，络膀胱。

分支

腰部的直行分支：从肾上行，通过肝脏，上经横膈，进入肺中，沿喉咙，上至舌根两侧。

肺部的分支：从肺中分出，络于心，流注于胸中（膻中），与手厥阴心包经相接。

 对应脏腑——肾

肾贮藏五脏六腑之精

《黄帝内经·素问·六节脏象论》中说："肾者主蛰，封藏之本，精之处也。"肾主封藏是指肾贮藏五脏六腑之精的作用。精宜藏而不宜泄。人之生身源于肾，生长发育基于肾，生命活动赖于肾。肾是人体阴精之所聚，肾精充则化源足。肾又是生命活动之本源，肾火旺则生命力强，精充火旺，阴阳相济，则生化无穷，机体强健。古人养生非常强调养肾，节情欲以保养阴精，使肾精充盈固秘而延年益寿。

生殖、发育有赖于肾

人的生殖器官的发育及其生殖能力，均有赖于肾。

人出生以后，由于先天之精和后天之精的相互滋养。从幼年开始，肾的精气逐渐充盛，发育到青春时期，随着肾精的不断充盛，便产生了一种促进生殖功能成熟的物质，称作天癸。于是，男子就能产生精液，女性则月经按时来潮，性功能逐渐成熟，具备了生殖能力。

随着人从中年进入老年，肾精也由充盛而逐渐趋向亏虚，天癸的生成也随之而减少，甚至逐渐耗竭，生殖能力也随之而下降，直至消失。

疏通肾经的按摩法

肾经按摩能疏通肾经气血，补肾强身。肾经在下肢循行部位浅表，自我按摩时多用拍打的方式。另外，"腰为肾之府"，通过强腰的办法，也可以使肾精充足、肾经气血流畅。

捶打肾经延缓衰老

定位 腿部、足部肾经。

取穴 涌泉、然谷、太溪、大钟、水泉、照海、复溜、交信、筑宾等穴。

做法 ❶ 取坐位，左腿翘于右腿之上（图①）。

❷ 右手握空拳，用适当力度从下向上捶打腿部肾经。在小腿部用拳面捶打，在大腿部用拳背部捶打，交换右腿，以同样方式捶打。每侧捶打3~5遍或每侧5分钟（图②、图③）。

❸ 在穴位处重点捶打。

作用 ◎疏通经络，补肾强身。

◎长期坚持可以延缓衰老。

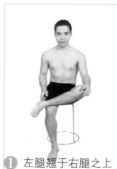

❶ 左腿翘于右腿之上

❷ 右手捶打腿部肾经

❸ 在穴位处重点捶打

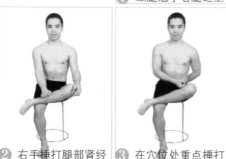

养生看点聚焦

摩腰强肾法

腰虽然不是肾经所过，但"腰为肾之府"，按摩腰部能够健腰强肾，疏通气血。所以养肾对腰部的按摩必不可少。中国传统锻炼腰部的方法很多，很多传统健身术都非常强调腰部活动，如五禽戏、易筋经、八段锦、太极拳等，皆以活动腰部为主。通过松胯、转腰、俯仰、摩腰等动作，达到强腰健体的目的。

摩腰的方法为：端坐，宽衣，将腰带松开，双手相搓，以略觉发热为度。然后，将双手置于腰间，上下搓摩腰部，直到腰部感觉发热为止（图④）。

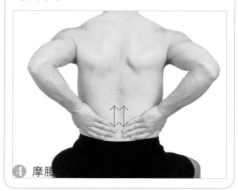

❹ 摩腰

肾经上的特效保健穴

肾经上的穴位能调养气血、补肾壮腰、保健强身，有些穴位还可以缓解神志方面的疾病。"经络所过，主治所及"，保养肾经，还可改善肾经循行部位的病变。

涌泉——肾经第一要穴

定位 位于足底部，卷足时于足前部凹陷处，约在足底第2、3趾趾缝纹头端与足跟连线的前1/3与后2/3交点上。可在足心前1/3的凹陷处取穴。

① 点压涌泉

做法 以拇指指尖点压，有酸麻感为度。每侧3~5分钟（图①）。

作用 ◎醒神开窍：对头痛、眩晕、喉痹、舌强、失音、鼻出血、昏迷、中风、中暑、小儿惊风有辅助治疗作用。

◎滋阴补肾：可辅助治疗癃闭、水肿、不孕、阳痿。

太溪——强腰益肾的保健穴

定位 位于足内侧，内踝后方，在内踝尖与跟腱之间的凹陷处。

做法 以拇指指尖点压，有酸麻感为度。每侧点压3~5分钟（图②）。

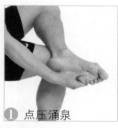
② 点压太溪

作用 ◎滋阴益肾：对月经不调、遗精、阳痿、白浊、小便频数、尿黄有较好的治疗作用。

◎舒筋活络：对腰脊痛、下肢痹痛、下肢厥冷、下肢不遂、内踝及足跟肿痛有较好的治疗作用。

◎其他：辅助治疗咳喘、咯血、胸痛、胸肋支满、痰黏稠、霍乱、泄泻等。

大钟——调理情志，通利二便

定位 位于足内侧，内踝后下方，在跟腱附着部的内侧前方凹陷处。

做法 以拇指指尖点压，有酸麻感为度。每侧3~5分钟（图③）。

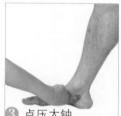

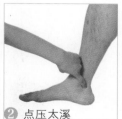
③ 点压大钟

作用 ◎理二便：可缓解便秘、癃闭、淋证。

◎益肾平喘：主治咳嗽、气喘、胸中胀满。

◎调理情志：辅助治疗痴呆、善恐易怒、失眠、健忘、多梦、癫证。

◎舒筋活络：辅助治疗腰脊僵痛、足跟痛等。

中医三大外用养生法——
刮痧、拔罐、针灸

腰痛多与肾密切相关。素体亏虚或年老体虚者常呈慢性反复发作，若治疗不及时，常可累及肾脏。刮痧、拔罐、针灸可有效改善腰痛和强腰。

缓解腰痛的刮痧法

定位 腰部。

取穴 以肾经穴位为主。太溪、肾俞、命门、腰阳关、神庭、水沟、大椎、大杼、膏肓、夹脊、养老、委中、飞扬等穴位。

做法 ❶ 头面部：刮神庭、水沟，以皮肤潮红为度。

❷ 背部：刮大椎、大杼、膏肓、夹脊、肾俞、命门、腰阳关，从上到下，至出现痧痕为止（图①）。

❸ 上肢部：刮养老，至出现痧痕为止。

❹ 下肢部：刮委中、太溪、飞扬，至出现痧痕为止。每日1次，10次为1疗程（图②）。

作用 补肾强腰。

改善腰痛的拔罐法

取穴 肾俞或阿是穴（压痛点）

做法 ❶ 采用刺络拔罐法。任选1穴，用三棱针点刺至微出血，然后再拔罐。

❷ 每次留罐15～20分钟。一般隔日1次，5次为1疗程（图③）。

作用 缓解腰痛。

贴心提醒

◎患者体位要舒适、适当，以防拔罐不稳。

◎刺血时，速度宜快、深浅适度，不宜过深。

◎拔罐时间不宜过长。

◎肾小球肾炎、肾盂肾炎所引起的腰痛，不宜使用此法。

◎还可以采用单纯拔罐法或针灸拔罐法。

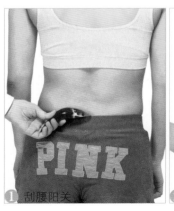
① 刮腰阳关

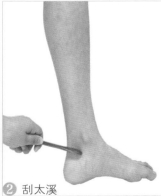
② 刮太溪

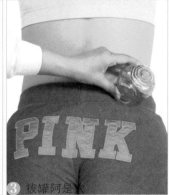
③ 拔罐阿是穴

改善阴虚火旺遗精的针灸法

表现 失眠多梦，心悸健忘，小便短赤，梦则遗精，伴有心中烦热、头晕目眩、精神不振、体倦乏力、舌红、脉细数等。

取穴 太溪、心俞、肾俞、内关、神门、三阴交。

做法 ❶ 太溪留针5～8分钟，心俞、肾俞均向脊柱方向斜刺0.5～0.8寸，施捻转补法，令针感向会阴部传导。

❷ 神门、内关均直刺，施捻转泻法，使针感向腕部放射。

作用 滋阴降火，益肾固精，交通心肾。本方取心俞以清心泻火，配太溪、肾俞以补肾滋阴。神门为心之原穴，内关为心包之络穴，两者与肾俞相配，均可交通心肾。三阴交为足三阴经之交会穴，可滋补肝肾之阴。心火可降，肾水可充，则遗精可止。

改善精关不固遗精的针灸法

表现 梦遗频作，甚至滑精，腰膝酸软，眩晕耳鸣，面色㿠白，形寒肢冷，舌淡嫩有齿痕，苔白腻，脉沉细。

取穴 命门、气海、志室、三阴交、精宫、肾俞。

做法 ❶ 命门沿棘突向上斜刺，肾俞、志室向脊中线方向斜刺，气海向下斜刺，精宫向内下斜刺，均施捻转补法。三阴交直刺，施捻转补法。

❷ 因滑精多为梦遗迁延失治形成，病程较长，或经年不愈，宜针后施灸，或火艾温灸，方能奏效。

作用 ◎壮阳补肾，益元固精。

◎命门功能益命门火，扶肾阳，配气海、志室，补下焦之虚惫，益真元之正气，有相得益彰之妙。

◎三阴交功补三阴之虚损，精宫为经外奇穴，可益肾壮阳，固精止遗。

缓解腰痛的温灸法

取穴 髀关、肾俞。

做法 各灸两侧穴位5～10壮或温灸5～10分钟（图①）。

作用 补腰肾，通气血。此法对于寒湿引起的腰痛病症疗效最好。

贴心提醒

艾灸疗法是健康有效的疗疾手段，但要注意方式方法，方法得当才能发挥出较大的功效。

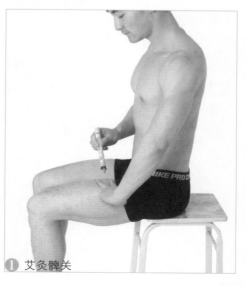

❶ 艾灸髀关

酉时饮食养生法

《黄帝内经·藏气法时论》中说："肾欲坚，急食苦以坚之，用苦补之，咸泻之。"说明苦味的食物符合肾的特性。

中医认为，肾对应的颜色是黑色，黑色的食物和药物可以入肾，所以黑色食品有补肾的作用，也有抗衰老的作用。多吃点黑色食品，对人体非常有益。

肾脏本身需要大量的蛋白质，有利于肾脏的饮食宜选择高蛋白、高维生素、低脂肪、低胆固醇、低盐的食物。另外，适当服用一些具有补肾填精的药物或药膳、药酒等有益肾脏保健。

❀ 饮食宜忌盘点

◎苦味的食物符合肾的特性。

◎养肾在饮食上宜营养丰富。

◎多食利尿食物有助于护肾。

◎养肾应节肥甘、远辛辣。

◎饮食保肾的关键在于合理搭配饮食。

❀ 宜吃食材推荐

动物类

鱼、海参、牛肉、羊肉、牛奶、猪腰、牡蛎、羊腰、牛腰、鸡腰、鸭腰、鹌鹑、鸡肉、猪肉。

植物类

萝卜、白菜、洋葱、土豆、红薯、黄豆、黄豆芽、西红柿、香椿、慈姑、莲藕、核桃、橘子、芦柑、花生米、桃子、葱、栗子、黑豆、苦瓜、黑木耳。

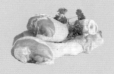
● 鸡肉

● 牛奶

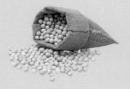
● 黄豆

● 洋葱

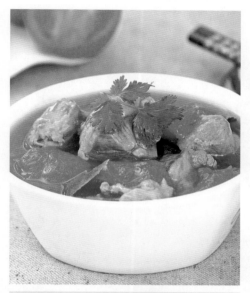

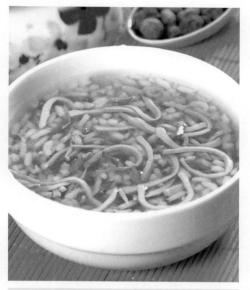

西红柿排骨汤

材料 猪排骨块500克，西红柿2个，青蒜2根，香菜少许。

调料 盐1小匙，香油适量。

做法

① 猪排骨块以热水氽烫过后捞出，放入另一口锅中加入6碗冷水，熬煮约20分钟。

② 西红柿洗净后切块，放入排骨汤中，继续煮约10分钟。

③ 青蒜洗净，切约2厘米长斜段，加入锅内煮约5分钟，加盐调味，并滴上香油、撒上香菜即可。

养生疗效

　　西红柿味甘、酸，性微寒，可以生津止渴、健胃消食、清热解毒，对肾病患者有良好的辅助治疗效果。

补肾羊腰米粥

材料 羊腰（去油脂块）1对，砂仁、草果、陈皮各6克，大米半杯，姜末、葱花各适量。

调料 盐少许。

做法

① 草果、陈皮、砂仁用纱布包好，大米淘洗干净；羊腰处理干净，切丝。

② 将羊腰与做法①中的药包加适量水一同放入锅中煮。

③ 煮至汤成时取出纱布，放入大米、姜末、葱花、盐继续熬煮，煮至粥熟即可。

养生疗效

　　本品具有补肾壮阳的作用，适用于肾虚引起的阳痿、腰疼、遗精等，补肾强身。

特效药材推荐

◎熟地黄◎柏子仁◎附子◎肉桂◎鹿茸◎淫羊藿◎肉苁蓉
◎巴戟天◎石斛◎玉竹◎山茱萸◎枸杞子◎女贞子◎桑寄生
◎西洋参◎人参◎菟丝子◎金樱子◎小茴香◎牛膝◎当归
◎黄精◎核桃仁◎桑葚◎芡实◎黑芝麻◎何首乌

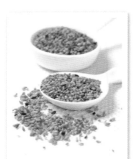

● 柏子仁

中药养生小妙方

补肾气方 鹿肾1具，肉苁蓉30克，大米100克，葱白、胡椒粉、盐各适量。鹿肾去除筋膜，冲洗干净切碎备用。肉苁蓉切碎备用。大米淘洗干净，放入锅中，煮至半熟，加鹿肾、肉苁蓉、葱白、胡椒粉、盐，再煮至成粥。本方有补肾壮阳、益精填髓的功效，适用于虚弱劳损、肾虚阳痿、耳聋、耳鸣、宫冷不孕。其他肾虚之症，也可食用。

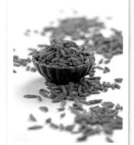

● 枸杞子

中药对症单方

枸杞子补肾 枸杞子每次30克，每日1~2次嚼服。具有补肾养肝、益精明目、壮筋骨、缓解腰痛的作用，久服能益寿延年。尤其是中老年肾虚者，食之最宜。医学家称为"益精明目之上品"。

核桃仁补肾平喘 核桃仁每次30克，每日1~2次。既能补肺止喘，又能补肾固精，还能润肠通便，适宜肾虚喘嗽、遗精阳痿、腰痛脚弱、小便频数、大便燥结者服食。

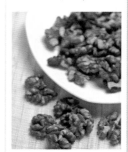

● 核桃仁

桑葚茶滋补肾 桑葚每次30克，每日1~2次。有补肝、益肾、滋阴的作用。桑葚滋肝肾，补血，生津润燥。故肾虚者，尤其是肾阴不足者，食之最宜。

芡实粥益肾固涩 芡实10克，煮粥，每日1~2次。有益肾固涩、补脾止泄的双重功效。

何首乌汤固精乌发 何首乌每次15克，煮水，每日1~2次。有补肝肾、益精血的作用，历代医家均用之于肾虚者。《本草纲目》记载："何首乌，能养血益肝，固精益肾，健筋骨，乌髭发，为滋补良药，功在地黄、天门冬诸药之上。"

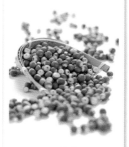

● 芡实

黑芝麻补肝肾 黑芝麻每次20克，每日1～2次。有补肝肾、润五脏的作用，适用于头昏耳鸣、发枯发落及少年白发、大便燥结者。

养生食疗药膳方

杜仲牛膝猪脚汤 猪脚1只，杜仲30克，怀牛膝15克，盐适量。先将猪脚去毛，洗净，一分两半；杜仲、牛膝清水洗净。将所有材料一同放入锅中，加入适量水，大火煮沸后，改用小火慢煲，2小时后用盐调味即可。具有补肾强腰的作用，可缓解腰膝酸痛、小便频数或清长等。

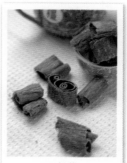

● 杜仲

益智炖花胶 益智仁、枸杞子各10克，巴戟天19克，花胶75克，姜2片，红枣2枚（去核），盐少许。先将花胶预先浸透发开，切成块状，备用；益智仁、巴戟天、枸杞子、姜片、红枣洗净，同花胶一同放入炖盅内，加入适量的水，盖上炖盅盖，放入锅中，隔水温火炖5小时即可取出，加入盐调味即可。具有补肾壮腰的功效，可缓解肾虚、腰膝酸痛、小便频数或清长、溺后余沥、遗精、早泄等。

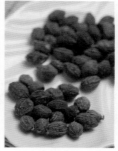

● 益智仁

养生保健药酒

巴戟二子酒 巴戟天、菟丝子、覆盆子各15克，米酒250毫升。将三味药用米酒浸泡，7天后可服用。适用于肾虚所致的精液异常、滑精、小便频数、腰膝冷痛等。

巴戟熟地黄酒 巴戟天（去心）、甘菊花各60克，熟地黄45克，炮附子20克，枸杞子、蜀椒（去目并闭口，炒出汗）各30克。以上六味，共捣碎，盛于净瓶中，用白酒1.5升浸之，封口5日后开取，去渣。每日早、晚各1次，每次空腹温饮1～2小盅。具有补肾壮阳、长肌肉、悦容颜的作用，可缓解肾阳久虚、阳痿、早泄、腰膝酸软等。

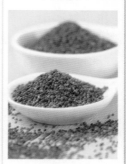

● 菟丝子

壮腰补肾酒 巴戟天60克，肉苁蓉45克，川续断、川杜仲各30克，人参25克，鹿茸18克，蛤蚧1对，骨碎补15克，冰糖75克，50°米酒1000毫升。浸泡1个月。每次服10～20毫升。壮阳健腰补肾，适用于男子腰膝酸软乏力、阳痿；也可用于女子性欲淡漠、低血压、腰酸无力等。

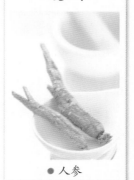

● 人参

酉时起居养生法

中医认为，肾是人的"先天之本""生命之根"，而现在随着人们生活节奏的加快，环境的污染，使许多人出现"肾虚"的症状。因此，养肾护精显得格外重要，下面介绍一天中应做的养肾工作。

 ## 一天当中的养肾要点

晨起先饮一杯淡盐水

每天早晨起床后喝一杯约300毫升的温水，在里边放上0.5克盐，空腹喝下。

中医认为，酸、苦、甘、辛、咸五味与五脏是一一对应的，味道不同，作用也就不同。而理论上讲"咸味入肾"，晨起喝一杯淡淡的盐水，能起到很好的补肾作用。但是，切记不要放太多盐。

三餐多吃黑色食物

黑色食品多有补肾的作用。

多吃些黑色食品及其制品，如核桃、栗子、乌骨鸡、黑木耳、黑小麦、黑芝麻油、黑豆等，都能起到相当不错的补肾效果。

酉时健肾强腰

"腰为肾之府"，所以运动以健肾腰为先。每天做24个仰卧起坐，能达到锻炼腰部的目的。按摩腰部肾区也是不错的办法。

睡前宜温水泡脚

民间素有"热水泡脚，赛吃人参"的说法，泡脚也确实是养肾的最好方法之一。泡脚可以刺激足部的太冲、隐白、太溪、涌泉及踝关节以下各穴位，起到滋补元气、调理脏腑、延缓衰老的作用。

泡脚时，水温以脚感温热为准，以水量刚没过足背为好。双脚浸泡5~10分钟后，可用手反复搓揉足背、足心和足趾，并重点揉搓涌泉、太溪等穴位。为防止水凉，可以边搓洗边加热水。洗完后，用干毛巾反复搓揉干净。整个过程保持在20~30分钟。晚上临睡前泡脚养生效果最佳，可以在泡完脚30分钟后上床睡觉，有利于阳气的生发。

按摩脚心，激发肾气

中医认为，脚心的涌泉直通肾经，是浊气下降的地方。经常按摩涌泉，可益精补肾，强身健体，防止早衰，并能疏肝明目，促进睡眠，对肾亏引起的眩晕、失眠、耳鸣、咯血、鼻塞、头痛等有一定的疗效。

脚心按摩的方法是：每日临睡前用

温水泡脚后，两手互相擦热，用左手心按摩右脚心，右手心按摩左脚心，每次100下以上，以搓热双脚为宜。搓脚心能激发肾气，有强肾滋阴降火的功效，对中老年人常见的虚热证效果甚佳。

节欲保精

肾主藏精，精不仅具有生殖和生长发育的能力，还能抵抗不良因素的刺激而免于疾病。《黄帝内经·素问·金匮真言论》说："夫精者，身之本也。"肾精充盛，则身健寿高，反之则体弱寿夭。张景岳说："善养生者，必保其精，精盈则气盛，气盛则神全，神全则身健，身健则病少；神气坚强，老而益壮，皆本乎精也。"

切勿纵欲过度

"饮食男女，人之大欲存焉。"性欲是人类正常的生理机能，能情怡欢畅，有利于调神摄生，但不可纵欲过度。否则会身心俱劳，耗竭阴精，扰乱

元神，损害健康。

不仅直接的性行为可耗精伤神，即便是对性的过度欲望也能暗耗阴精。所以，应保持理智，不放纵情欲，不使欲火妄动，以免阴精暗耗。

房事频率需适当

古人认为房事频率应为"二十（岁）者，四日一泄；三十者，八日一泄；四十者，十六日一泄；五十者，二十日一泄；六十者，闭精勿泄，若体力犹壮者，一月一泄"。但是，这些房事频率并不能成为每月行房次数的绝对标准。养生者可根据自己的年龄、体质、生活条件、劳逸情况和精神状态等选择适合自己的房事频率。

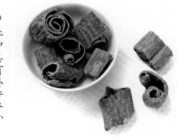

杜仲具有补肝肾、强筋骨的功效

养生看点聚焦

远离补肾误区

◎ **偏执型补肾**：想到市面上琳琅满目的鹿茸、鞭、雄蚕蛾、肉苁蓉、淫羊藿等含大量动植物激素的壮阳药及一些进口的单纯、局部改善性功能的化学类性药，有人片面地认为补肾就是壮阳。

◎ **掠夺型补肾**：将体内精血在短时间内一下子支取出来，造成健康的透支。

◎ **激素型补肾**：大量服用含激素类的补品，虽得一时之乐，却对机体有巨大的副作用，不仅原来的肾亏没有解决，而且会造成新的生理乃至心理负担。

酉时运动养生法

中医认为，"肾藏精"，肾中的精气与成长、发育有关，若精气不足，人体的骨骼、牙齿、毛发等便不能顺利生长、发育。

人的生殖器官的发育及生殖能力，均有赖于肾，也就是说肾精主导着人的生殖功能，对生殖能力起决定作用，可以说它是人类繁衍的根本。如果人肾精不足或受损，必然引起性功能失调，生殖能力下降甚至于消失。

所以，肾衰，人体则弱。在身体锻炼方面，宜多做一些有助于养肾的功法。

功法一：做法 ❶ 屈肘上举。端坐，两腿自然分开，与肩同宽，双手屈肘侧举，手指伸直向上，与两耳平（图①）。

❷ 然后，双手上举，以两肋部感觉有所牵动为度，随即复原。这一动作可连续做3～5次为1遍，每日可酌情做3～5遍（图②）。

功法二：做法 ❶ 抛空。端坐，左臂自然屈肘，放于腿上，右臂屈肘，手掌向上，做抛物动作3～15次（图③）。

❷ 然后，右臂放于腿上，左手做抛空动作，与右手动作相同。如此为1遍，每日可做3～5遍（图④）。

功法三：做法 荡腿。端坐，两脚自然下垂，先缓缓左右转动身体3～5次，然后两脚悬空，前后摆动10多次，可根据个人体力情况酌情增减次数（图⑤）。

❶ 双手侧举与耳平

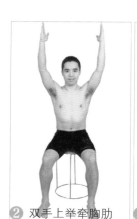

❷ 双手上举牵胸肋

❸ 右手做抛空动作

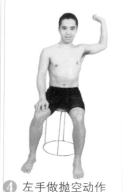

❹ 左手做抛空动作

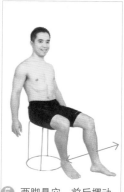

❺ 两脚悬空，前后摆动

酉时精神养生法

中医认为，心位于上，五行属火；肾居于下，五行属水。心火下降，以资肾阳，使肾水不寒；肾水上济，心资心阴，制约心阳。若心与肾的阴阳水火升降失常，则会出现"心肾不交"的症状。所以，保持心情愉快，不仅是精神养生的重要原则，也是养肾护肾的重要途径。

《黄帝内经》中说"喜则气和志达，荣卫通利"，说明精神乐观，可使人体营卫之气运行正常，气血和畅，生机旺盛，从而达到身心健康。并认为，乐观与心神关系密切，"膻中者，臣使之官，喜乐出焉"，喜乐与宗气功能密切相关，心神旺，宗气行，喜乐才能表现于外，心君则不被迷惑。心与肾的关系密切，心病常累及肾。所以保持心情开朗有益于肾的健康。

性格要开朗乐观。胸怀宽广、气量豁达是精神心理活动的良好表现。乐观者多长寿，从古至今长寿之人，绝大多数都是性格开朗、性情温和的。实践证明，性格孤僻，情志抑郁，情绪紧张，喜怒无常的人，比性格开朗豁达的人更容易患病，患病后死亡率也高。

研究发现，相当多的癌症患者，年轻时多性格欠佳，在发病前大多有焦虑、失望、忧郁、压抑、愤怒等不良情绪存在。而性格开朗、情绪稳定、精神健康的人，癌症发病率则低。

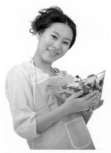

● 笑口常开，对预防各类肾脏疾病有好处。

酉时养生要点小结

◎若要年轻，腰部多动。
◎充足的睡眠是恢复精气的重要保障。
◎豆类可补肾，多吃一些豆类蔬菜。
◎肾脏病患者可以多吃海带。
◎心情舒畅有助于预防肾病。
◎动物鞭脏，有助壮阳。
◎黑色的食物是补肾的佳品。
◎肾为先天之本，也要靠后天来养护。
◎节欲保精是肾脏养生的重要途径。
◎冬季是养肾的最佳时节。

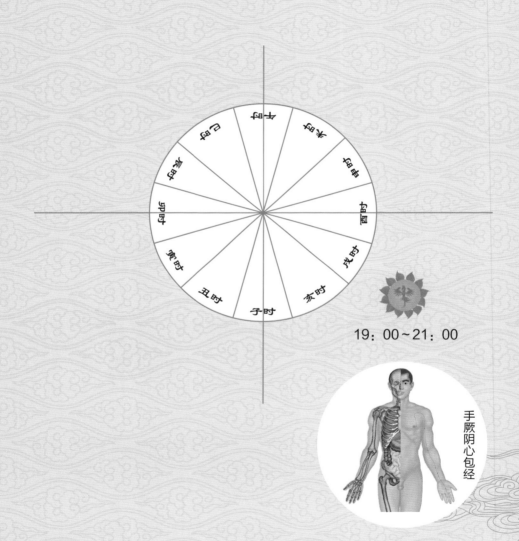

19：00～21：00

手厥阴心包经

戌时人体气血流注于心包，是养心包和心包经的最佳时间。

心包络，简称心包，就是《黄帝内经》中说的"膻中"，它是心脏外面的包膜，为心脏的外围组织，其上附有脉络，是通行气血的经络，合称心包络。心包是心的外围组织，有保护心脏、代心受邪的作用。中医认为，心为君主之官，邪不能犯，所以外邪侵袭于心时，首先侵犯心包络，因此，心脏病变最先表现在心包上，如热病过程中会出现高热、神昏等症状，都是邪气侵犯心包所致。实际上，心包受邪所出现的病变与心是一致的，故在辨证和治疗上也大体相同。

手厥阴心包经是行走于手臂内侧的一条经脉，主要用于辅助治疗心、心包、胸、胃、神志病，以及经脉循行经过部位的病症。

戌时养生主要是通过经络按摩、穴位点压来促进心包经气血的流通，通过刮痧、拔罐、针灸来预防心包经疾病，通过饮食起居来改善心包经功能。

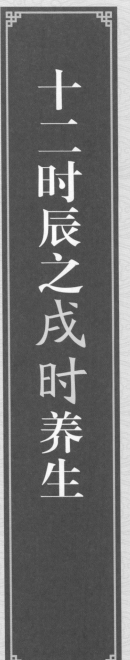

第十一章

十二时辰之戌时养生

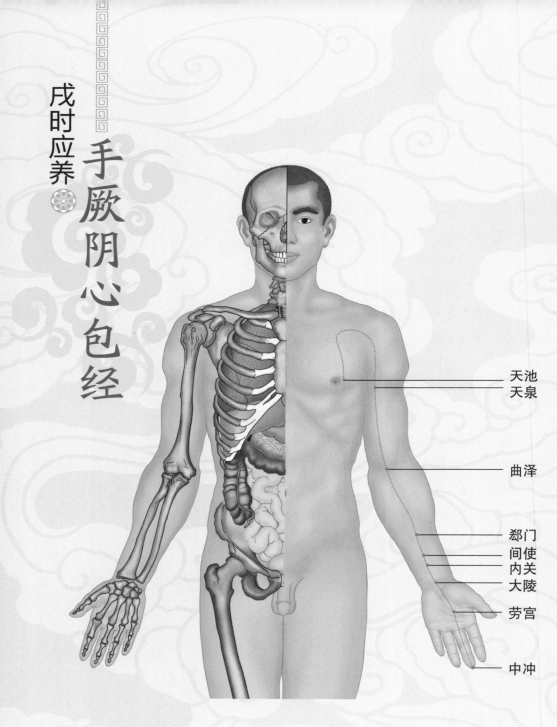

戌时应养 ❈ 手厥阴心包经

天池
天泉

曲泽

郄门
间使
内关
大陵
劳宫

中冲

循行路线

心主手厥阴心包络之脉，起于胸中，出属心包络，下膈，历络三焦；其支者，循胸出胁，下腋三寸，上抵腋下，循臑内，行太阴、少阴之间，入肘中，下臂，行两筋之间，入掌中，循中指，出其端；其支者，别掌中，循小指次指，出其端。

——《黄帝内经·灵枢·经脉》

手厥阴心包经起于胸中，出属于心包络，通过横膈，依次循序下行，通过胸部、上腹、下腹，联络三焦。

分支

胸部分支：从胸中出于胁部，经腋下三寸处（天池），上行至腋窝，沿上肢内侧，于手太阴、手少阴之间，直至肘中，下向前臂，走两筋（桡侧腕屈肌腱与掌长肌腱）之间，过腕部，入掌心（劳宫），到达中指桡侧末端（中冲）。

掌中分支：从掌中（劳宫）分出，沿着无名指尺侧至指端（关冲），与手少阳三焦经相接。

 # 对应脏腑——心包

▌心包护心脏

由于心包络是心的外围组织，故有保护心脏、代心受邪的作用。其临床表现主要是心藏神的功能异常，如在外感热病中，因热邪内陷，常会出现高热神昏、谵语妄言等心神受扰症状，称为"热入心包"。由痰浊引起的神志异常，表现为神志模糊、精神抑郁、心神昏乱的病态，称为"痰浊蒙蔽心包"。实际上，心包受邪导致的病变与心是一致的，故在辨证和治疗上也大体相同。

▌心包与三焦相表里

通行元气：气化运动是生命的基本特征之一。三焦能够通行元气，为脏腑气化活动提供动力。元气通过三焦而输送到五脏六腑，充沛于全身，可以激发、推动各个脏腑组织的功能及活动。所以说，三焦是元气运行的通道。

疏通水道：《黄帝内经·素问·灵兰秘典论》中指出，"三焦者，决渎之官，水道出焉"，即三焦能"通调水道"，调控体内整个水液代谢过程，在水液代谢过程中起着重要的作用。

177

疏通心包经的按摩法

对心包经的按摩主要是指对这一段经络的按摩。按摩心包经，有助于心包经气血的运行，改善心包的功能，同时对上肢经络循行部位的疾病，如上肢疼痛起到缓解作用。

按摩心包经，改善心脑血管病

定位 上肢内侧心包经。

取穴 天泉、曲泽、郄门、间使、内关。

做法 ❶ 取坐位，左肩前倾，左臂弯曲伸向右侧，可以两腿叠放，将左手手背置于膝盖之上。

❷ 右手拇指用力，从上至下揉按心包经，穴位处或压痛点重点点压，每侧约5分钟（图①）。

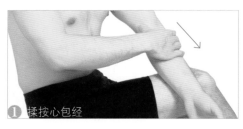

❶ 揉按心包经

❸ 交换手臂，以同样方法按摩对侧心包经。

作用 经常按摩可以疏通心包经气血，延缓衰老，预防与辅助治疗心脏方面的疾患，对心脑血管病患者最为适宜。

提振心肺阳气的胸部按摩

做法 ❶ 取坐位或仰卧位，用左手掌在胸部从左上向右下推摩，右手掌从右上向左下推摩，双手交叉进行，推摩30次。

❷ 用两只手同时揉乳房，正反方向各30圈，再左右与上下各揉按30次。女性还可做抓拿乳房动作，即两小臂交叉，右手扶左侧乳房，左手扶右侧乳房，然后用手指抓拿乳房，一抓一放为1次，可连续做30次。

作用 ◎ 可以振奋心肺阳气，促进心脏气血运行，增强心肺功能。

◎ 有助于提高免疫力，延缓衰老。

养生看点聚焦

经常搓胸可预防胸腺疾病

人的胸骨内膜有左右两叶胸腺。人出生时，胸腺只有14～16克，到青春期，胸腺发育到高峰，有35～45克，以后随着年龄的增长而逐渐萎缩，到50岁左右时，胸腺大部分被脂肪代替。人体胸腺生成素降低，免疫力也就越来越差，各种疾病便乘虚而入。经常搓胸能使"睡眠"的胸腺细胞活跃兴奋，增加胸腺生成素的分泌，作用于各脏器组织，可提高免疫功能，对预防疾病、延缓衰老大有益处。

心包经上的特效保健穴

心包经上的穴位能改善心包经及心包功能。此外，某些穴位还具有改善心脏及全身疾病的功能。通过穴位点压可以有效地促进心包经气血的流通，改善心脏疾病，促进精神恢复。

膻中——主治胸部疼痛

定位 腹中线与两乳头连线之交点。

做法 用大拇指指腹以上下方向稍用力揉压，每次约5秒，休息3秒，共5次，可自己体会斟酌加减时间或次数（图①）。

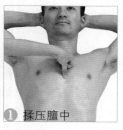
❶ 揉压膻中

作用 本穴具有宁心神、开胸除闷、降气平胃等作用，可消除郁闷的心情，排除胸中无法发泄的闷气。此外，对呼吸系统及神经衰弱具有特殊疗效。

贴心提醒

◎膻中是心包经的募穴，也就是说，心包的气会聚在胸部的膻中，通过按摩膻中，即可有效调理心包的气。

◎此穴相当于西医里的胸腺。胸腺是很大的免疫系统。按摩此穴，有助于提高人体的免疫力。

内关——双向调心律

定位 位于腕横纹上2寸，掌长肌腱与桡侧腕屈肌腱之间。攥紧拳头，内关就在突起的两根筋之间。

做法 用大拇指指腹桡侧稍用力揉压，每次1分钟（图②）。

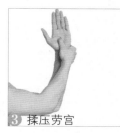
❷ 揉压内关

作用 宁心安神，理气止痛：对心痛、心悸、不寐、癫狂、痫证、胃痛、呕吐、热病、肘臂挛痛等有治疗作用。

劳宫——调理心脏诸病

定位 位于第2、3掌骨中间。握拳时，中指指端下即该穴。

做法 用大拇指尖稍用力揉压，每次约1分钟（图③）。

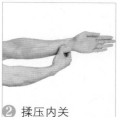
❸ 揉压劳宫

作用 ◎清心安神：可缓解中风昏迷、中暑、心痛、胸肋痛、吐血、便血、咳喘。此外，每晚临睡前半小时，按摩双手劳宫各36次，可降心火，促进睡眠。

◎消肿止痒：可缓解口疮、舌烂、口臭、鹅掌风。

中医三大外用养生法——刮痧、拔罐、针灸

心包经气血流通不畅，会引发心包及心脏的病变，表现为心痛、心悸、胸闷，刮痧、拔罐、针灸对这类疾病有较好的预防辅助治疗作用。

改善心绞痛的刮痧法

取穴 心俞、肺俞、膈俞、膻中、乳根、内关、通里、神门。

做法 从上到下刮肺俞、神门等穴，力度由轻到重，急性力度较重，慢性力度适中，均刮至皮肤出现痧痕为止（图①、图②）。

作用 活血通络，有助于缓解心绞痛。

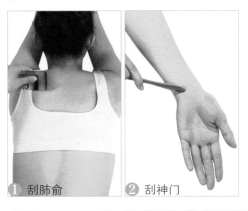

❶ 刮肺俞　　❷ 刮神门

改善冠心病的拔罐法

取穴 主穴为内关、心俞、膻中、厥阴俞。寒凝心脉者，配郄门；痰浊痹阻者，配巨阙、丰隆、中脘、足三里；瘀血阻络者，配膈俞、郄门。

做法 ◎采用单纯拔罐法，或刺络拔罐法、针罐法吸拔膻中（图③）。

◎也可用药罐法，或拔罐后敷药（川芎3克，冰片、硝酸甘油各1克，共研细末，调成糊状）。以上均留罐15～20分钟。

作用 通经活络，活血化瘀，宽胸止痛。

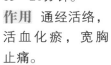

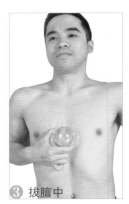

❸ 拔膻中

养生看点聚焦

刮痧的注意事项

◎室内空气要流通，注意保暖，勿使患者感染外邪；勿在患者过饥、过饱及过度紧张时操作。

◎刮痧时，让患者体位自然舒适，可适当变换其体位避免疲劳。若遇个别晕刮者，应停止操作，让其平卧，休息一会儿，可喝热糖水，一般会很快好转。若没好转，可刮百会、内关、涌泉等穴以急救。

180

改善胸痹的艾灸法

艾条灸

取穴 主穴为心俞、厥阴俞、内关。恶寒加肺俞、风门；肢冷加气海、关元；痰浊明显者，加太渊、丰隆；背痛者加肺俞；气短者加气海、肾俞。

做法 施艾条悬起灸，每穴5～10分钟，每日1次（图①）。

作用 可以行气血、通胸痹、养心神。

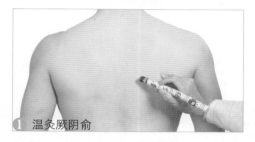

① 温灸厥阴俞

温盒灸

取穴 主穴为内关、膻中、心俞、厥阴俞、足三里、关元、郄门；配穴为膈俞、肝俞、脾俞、肾俞、巨阙、神阙、通里、丰隆、太溪。

做法 每次选2～4穴，每次灸15～20分钟，每日1次，10次为1疗程。间隔5～7天。

作用 通胸痹。

改善血瘀型胸痹的针灸法

表现 心痛如刺，痛定不移，痛处拒按，凌晨易发，心烦不安，舌质紫黯，或有瘀斑，或舌下血脉青紫、脉涩。

取穴 厥阴俞、膻中、郄门、心俞、巨阙、阴郄、膈俞、内关（图②）、血海（图③）。

做法 内关直刺0.5～1寸，施提插捻转泻法，令针感向臂腋放散，行针1～1.5分钟。血海可刺入1寸左右，施行捻转泻法。膈俞先以三棱针点刺出血再用闪火罐法令其血出3～5毫升。

作用 活血化瘀，逐瘀止痛。

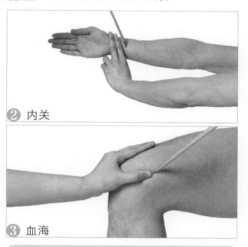

② 内关

③ 血海

养生看点聚焦

艾灸的常用方法

◎**艾条灸**：艾条一端点燃后，熏烤穴位处，不触碰皮肤，以患者感到温热为准。

◎**艾炷灸**：将艾炷用火点燃，烧至穴位处微红灼热难耐受时，用镊子拿开，每组穴灸3～5壮，隔日1次。

◎**隔姜灸**：用大约2毫米厚的生姜作为间隔，放上大艾炷点燃，待患者觉得灼烫，可将姜片略提起片刻，放下再灸，至出现轻度烫伤为止。

戌时饮食养生法

　　戌时对应的时间是19：00～21：00，戌时的饮食养生，其实就是晚餐养生。晚餐营养要均衡，要适当地补充一些含有多种矿物质、维生素和膳食纤维的食物，如蔬菜、水果等。

　　进食宜清淡，注意选择脂肪少、易消化的食物，且注意不应吃得过饱。晚餐营养过剩，消耗不掉的脂肪就会在体内堆积，造成肥胖，影响健康。晚餐最好选择面条、米粥、鲜玉米、豆类、素馅包子、小菜、水果拼盘等。偶尔在进餐的同时饮用一小杯啤酒或红酒也很好。高盐、高脂肪、高糖的食物，会严重损害人们的身心健康。如危害中老年人健康的心绞痛、心肌梗死、糖尿病，就与长期进食丰盛的晚餐有十分密切的关系。

　　另外，还要多吃有助于心脏的食物，如苦菜、赤小豆等。除此之外，用一些中药材制成各种方剂、药膳也能达到养心的目的。

❀ 饮食宜忌盘点

◎晚餐不要太丰盛，否则易患心脏病。

◎晚餐宜清淡，注意选择脂肪少、易消化的食物。

◎晚餐营养要均衡。

◎饮食要有规律，晚饭不要太晚，也不可过饥或过饱。

❀ 宜吃食材推荐

动物类

鸡肉、羊肉、童子鸡。

植物类

小米、大麦、小麦、麦片、大米、荞麦、薏米、绿豆、豆腐、菱角、平菇、茄子、赤小豆、李子、韭菜、苦菜、木瓜、红枣、莲子、银耳、桂圆、芦笋。

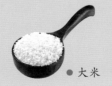
● 大米

● 荞麦

● 平菇

● 桂圆

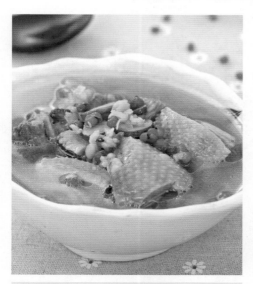

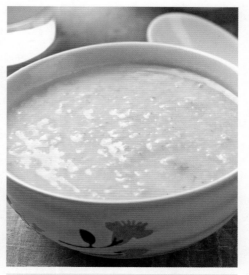

怀山老鸭煲

材料 怀山药15克,石菖蒲、玉竹各10克,净老鸭1只,绿豆、姜片、葱段各适量。

调料 胡椒、盐、味精各适量。

做法

① 先将老鸭放入开水中汆烫,去血水。

② 怀山药、绿豆、石菖蒲、玉竹分别洗净后与老鸭一同放入锅中,再将姜片投入锅中,加入适量的清水,大火炖煮,至鸭肉酥软,然后放盐、胡椒、味精、葱段调味即可。

养生疗效

石菖蒲宁心神、益心智、祛痰浊、开窍闭;玉竹润心肺、缓解虚损;怀山药平补肺脾肾。将三种药材与老鸭一同烹制,有助于冠心病患者的饮食调养。

奶香麦片粥

材料 大米100克,鲜牛奶500毫升,麦片50克。

调料 白糖适量。

做法

① 将大米淘洗干净。

② 将大米与适量清水同放入锅中,大火煮沸后转小火煮约30分钟。

③ 至粥稠,加入麦片,以中火煮沸,再加入鲜牛奶,搅拌均匀,熟后以白糖调味即可。

养生疗效

此粥软烂适口,含有幼儿所需的蛋白质、膳食纤维、脂肪、不饱和脂肪酸、钙、磷、铁、锌等多种营养素,因此,适宜6个月的宝宝食用。

特效药材推荐

◎酸枣仁◎川芎◎人参◎三七◎冰片◎葛根◎安息香◎檀香
◎丁香◎青木香◎当归◎郁金◎沉香◎黄芪◎赤芍◎香附
◎白芷◎薤白◎延胡索◎决明子◎降香◎首乌藤◎石菖蒲
◎乳香◎没药◎桑寄生◎桑叶◎芹菜籽◎钩藤◎瓜蒌◎吴
茱萸

中药养生小妙方

养心安神白醋蛋 陈白醋1.5克，鸡蛋1个。将鸡蛋打入碗中，将白醋放入其中。将放有白醋鸡蛋的碗置笼屉上或蒸饭锅内蒸熟即可。趁热服食，可加少量蜂蜜调味。每日晨起1碗蒸蛋，连服数日以上。具有养心安神的功效，适用于心气虚、心血不足引起的心悸、失眠等症。腹泻便溏者忌服。

吴茱萸降压汤 吴茱萸适量，煎汤洗脚，每次30分钟，每日2～3次。或研末，醋调贴脚心，每日睡前贴，晨起取掉。具有降血压、保护心脏的作用。

葱枣安神饮 红枣20枚，葱白10克。把红枣洗净，劈开，与葱白一起入锅，加水煎煮，煮开15～20分钟后取下，滤取汤液；每晚1次，温热饮服。具有养心安神的功效，凡惊悸怔忡、健忘失眠，属心脾两虚之证，均可使用。

垂柳降压饮 垂柳叶、夏枯草各30克，冰糖15克。两味药煎汤，加入冰糖。每日1剂，连服1周。有降血压、护心脏的功效。

苦丁茶 苦丁茶2克，干玉米须7～8克，开水冲水，当茶水饮用。具有降血脂、预防冠心病的功效。

中药对症单方

桑寄生汤改善高血压 桑寄生20克，水煎服，每日1次。

干桑叶茶 干桑叶3克，泡茶频饮。改善高血压。

芹菜子汤改善高血压 芹菜籽30克，加水250毫升，水煎成140毫升。每日1剂，分2次服用。

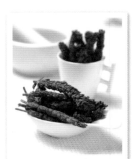

● 夏枯草

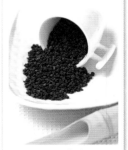

● 吴茱萸

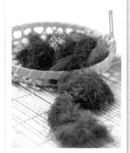

● 玉米须

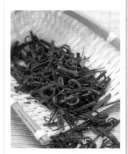

● 钩藤

钩藤汤用于Ⅱ、Ⅲ期高血压 钩藤30克，加水100毫升，水煎10分钟。早晚分服。

养生食疗药膳方

海带绿豆汤 海带、绿豆、红糖各150克。将海带浸泡，洗净，切块；绿豆淘洗净，共煮至豆烂，用红糖调服。每日2次，可连续食用。具有清热养血、养心安神的功效。用于高脂血症、高血压。

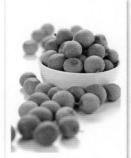

● 桂圆

玫瑰枣仁心 猪心1个，酸枣仁20克，玫瑰花10克。将猪心去脂膜，洗净。酸枣仁略炒与玫瑰花共研末，灌入猪心中。将灌药的猪心盛碗中，隔水蒸或上笼屉蒸至熟透。食用时去心内药末，切片，拌调料服。具有养心血、宁心神的功效，适用于心血不足所致的心悸、怔忡、失眠、健忘等症。

大茯苓丸 茯苓、红枣、干姜各50克，人参、白术、远志、细辛、石菖蒲、甘草各40克，蜂蜜1000克。红枣去粗皮，干姜浸泡裂，远志去心炒黄，石菖蒲用淘米水浸3日，每日换水1次，而后共捣为末，炼蜜为丸或膏。具有健脾利湿的功效。

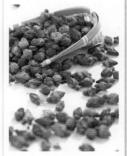

● 玫瑰花

养生保健药酒

治心悸怔忡药酒 茯苓、柏子仁（去油）、当归各30克，生地黄45克，酸枣仁15克，麦门冬、桂圆肉各60克，白酒3000毫升。将前7味药装入纱布袋内，与白酒一起置入容器中，密封浸泡15天以上。密封浸泡期可加温2～3次，以利于有效成分的析出。早、晚各1次，每次饮服30毫升。此酒具有养心安神的功效，适用于心悸、怔忡、倦怠乏力、面色无华、烦躁、失眠、多梦易醒等症。脾胃虚弱、腹泻者慎服。

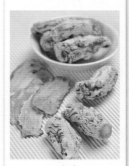

● 当归

美味中药茶

安心茶 桂圆、当归、柏子仁、丹参各5克。将各药材切碎，用沸水冲泡20分钟，代茶饮用。有养心安神、和血的功效。

莲心茶 莲子心6克，桂枝、甘草各3克，云茯苓、白术各5克。将各药材洗净，沥去水分，切成薄片，用沸开水冲泡20分钟，徐徐饮用。有养心安神之功效。

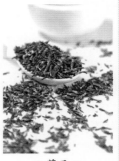

● 莲子心

戌时起居养生法

 ## 养心包护胸

心与心包居于胸中，而且人体有一个重要的免疫器官——胸腺。因此，保护好胸部对养生有重要的意义。最主要的胸部保健法是合理地选择上衣，尤其是内衣。

衣服护胸的首要目的是保护胸阳，或者说胸部的保暖御寒。

《修龄要旨·起居调摄》中说"胸宜常护"；《老老恒言·衣》说："夏虽极热时，必着葛布短半臂，以护其胸。"说明保护胸阳的重要性，年老体弱者尤其应注意。

日常生活中，人们穿的背心、上衣，均是以保护胸背的阳气为主。

科学地穿衣，做好胸部护养，则可以增加胸腺素的分泌，提高免疫力，对预防疾病，延缓衰老，大有益处。

 ## 晚吃少很关键

严格养成和遵守"早吃好、午吃饱、晚吃少"的饮食习惯，其中"晚吃少"尤为关键。这里有三点必须注意。一是必须吃早饭。不吃早饭的人，容易发胖。因为经过一夜睡眠，身体长时间在消耗能量却没有进食，人体需要含丰富碳水化合物的早餐来重新补充、储存能量，不吃早餐易使人在午饭时出现强烈的空腹感和饥饿感，不知不觉吃下过多的食物，多余的能量就会在体内转化为脂肪。二是中午一定要吃饱。中午不吃饱，晚上必然饿，"晚吃少"就难以做到了。三是晚上一定要少吃。

 ## 晚餐应清淡

晚餐不要吃肉食、甜食、油炸食品，喝一些清淡的面汤、米汤就可以，不要喝咸汤。许多减肥成功者共同的秘密是：在21：00以后坚决不进食，也坚决不喝水。

想保持良好身材的人士，切忌过于丰盛的晚餐、夜宵，因为过剩的热量是无法消耗的。根据人体的生物钟运行规律，在21：00后，人体各器官功能已基本处于休息状态，那也正是积累脂肪的时刻。而我们正常晚餐所吃下的东西需要5小时才能被完全消化掉，这些多余的热量，日积月累会造成皮下脂肪堆积过多，肥胖也就悄然降临了，所以要牢记21：00以后禁止进食。

有人说，"21：00前我就饿得难受，怎么办？"那就吃苹果吧。

苹果是低热量食物，以苹果充饥能使人体摄入的热量减少，同时苹果又含有人体必不可少的各类氨基酸、蛋白质、各种维生素、矿物质及胡萝卜素等，既可以基本上满足人体的需要，又能够被人体充分消化吸收，也减轻了肠胃的负担。

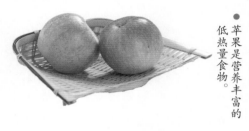

苹果是营养丰富的低热量食物。

睡前洗个温水澡

洗澡时，擦洗全身皮肤，可起到按摩的作用，能促进皮肤血液循环，增强皮肤抵抗细菌的能力，使人少生疾病。同时也有助于皮肤的新陈代谢，保持皮肤的弹性。在洗澡过程中，按摩还可以释放压力，放松心情。

卧室环境要舒适

巧用花瓶布置卧室

卧室，不仅仅提供给我们舒适的睡眠，更是我们思考和抚慰心灵的地方。因此，用花瓶布置卧室时，最应考虑色彩，既要协调，又要有对比。

卧室里应选择让人感觉质地温馨的花瓶，比如陶质、木质花瓶。鲜花也宜选择纯洁温馨的种类，如芦荟、水塔花、万年青等。

净化室内空气

人们大部分时间在室内度过。据有关部门监测，一天之中，早晚室内空气污染尤其严重。厨房是室内空气的主要污染源。因此，可采取一些简便易行的措施。如安装抽油烟机，做饭时先打开窗户，关好居室的门；煎炒时油温不要太高；不要在厨房内看书或就餐；用完燃气后，要把厨房的总开关关紧，并经常检查是否有漏气的地方等。居室内不要吸烟，有小孩的家庭尤其要注意。

我国北方冬季为抵御寒风，经常紧闭门窗，室内空气较差，应注意每天早晚定期开窗换气，使室内空气对流畅通，以减轻污染程度。

睡前排便

晚上睡觉之前可以按时上厕所，久而久之，则可养成按时排便的习惯。睡前排便有助于减少粪便中被肠组织黏膜吸收的毒素的量，减轻对人体的危害。

每次排便后，稍加调理，对身体会有很多益处。若在饱食后排便，便后宜稍喝一些汤或饮料，可以帮助胃肠道消化。《老老恒言》说"饱后即排便，进汤以和其气"，这的确是养生经验之谈。若在饥饿时排便，为了防止便后气泄，排便时宜取坐位，便后稍进食物，还可做提肛动作3～5次，以补固正气。

做好肛门的清洁护理

肛门与健康关系密切，但通常人

们对肛门卫生注意不够，因此，肛门疾病非常普遍。大便之后所用手纸应以薄而柔软、褶小而均匀为宜，不可用旧书纸、写过字的纸等，以免污染肛门，或刺伤肛门引起感染。

每天晚上睡觉前，最好用温水清洗一下肛门，或经常用热水坐浴，以保持肛门的清洁和良好的血液循环。内裤宜用薄而柔软的棉制品，不宜用粗糙或化学纤维制品。如果肛门已有炎症，最好用水冲洗，不要用纸揩拭，并要积极治疗，防止再引起其他疾病。尤其是老年人，更应重视肛门卫生。肛门清洁需要注意以下几点。

清洗器具

许多人有每天清洁前后阴的习惯。有条件的可用洁身器，但多数人是用一般的盆清洁前后阴，因此，千万要注意不要用脚盆或他人洗涤下体的盆。在临床中，经常可见到因使用脚盆而致肛门湿疹、真菌感染，甚至患了淋病等疾病的患者。

洗后擦干要注意

洗洁后的前后阴，可烘干（注意不要烫伤），也可用一次性卫生纸蘸去局部水分，还可待其自然干燥，千万不要用已脏的内裤、袜子、抹布等擦干。若使用毛巾擦局部，则需在使用毛巾和盆前，用沸水烫之，以免有污染。

洗洁用水有讲究

水温保持在37℃左右即可。可用手背试之，水不烫手即可。老年人局部皮肤感觉功能下降，常常会在洗洁中烫伤皮肤，导致患上肛门感染，因此，要引起足够的重视。

吃错夜宵，健康难保

想拥有健康，最好的方法是不吃夜宵或少吃夜宵。如果晚上确实需要补充营养，最佳选择是碳水化合物，即淀粉和糖类，如稀饭、馄饨、玉米糊。千万别吃肉类，因肉类食品最不容易消化，要4～5小时以上才能使胃排空，容易增加胃肠负担。

此外，乱吃夜宵还有以下危害。

易患泌尿系统结石

人的排尿高峰期常在进餐后4～5小时，若吃夜宵过晚，当排尿高峰期到来时，人已上床入睡，尿液便滞留在输尿

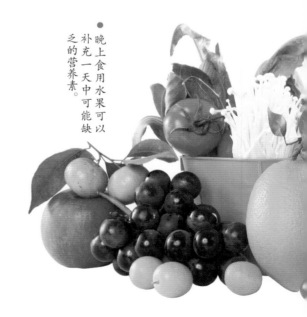

晚上食用水果可以补充一天中可能缺乏的营养素。

188

管、膀胱、尿道等尿路中，不能及时排出体外，容易沉积下来形成小晶体，久而久之，逐渐扩大形成结石。

诱发失眠

"食不和则卧不安"，吃夜宵过饱可使胃鼓胀，对周围器官造成压迫，胃、肠、肝、胆、胰等器官在餐后的紧张工作会传送信息给大脑，引起大脑活跃，并扩散到大脑皮层的其他部位，诱发失眠。

易发肥胖

晚上吃东西最不容易消化和吸收，如果晚上吃得太多，摄入热量过高，长期下去，会造成肥胖，或者是局部的肥胖，导致体形不匀称、局部臃肿，影响身材美观。

饭后半小时再开始活动

中医认为，心火生胃土。心脏功能旺盛的人，脾胃功能通常也比较好；如果脾胃功能不佳，也会影响心脏供血。戌时是养心的好时机，也是护胃的理想时段。吃完晚饭差不多就是戌时了，饭后进行剧烈运动不利于脾胃健康，最好是在饭后半小时再进行活动。

俗话说，"饭后百步走，活到九十九"。然而，这种做法并不完全正确。饭后立即散步可能会导致食物滞留在食道中，造成梗阻。此外，饭后血液会集中流向胃部以帮助消化，而散步则会分散这些血液，从而影响消化过程，对脾胃健康不利。

饭后更适合进行一些轻松的活动项目，如听音乐，柔和轻快的音乐可以通过中枢神经系统对人体的消化吸收功能产生积极影响；还可以选择观赏远处的风景或与他人交谈等轻松的活动，这些都有助于放松身心，促进消化。

控制看电视的时间

看电视是现代人休闲生活不可或缺的一部分。但看电视时久坐不动、吃零食，会使人面临肥胖，增加患糖尿病、心脏疾病、高血压和关节炎等疾病的风险。有些人为了不错过节目，还会忍便或憋尿，这也会对身体产生不利的影响。

看太多电视会让大脑额前叶部皮质出现短暂的空转状态，时间久了对儿童可能有不良影响，会削弱儿童大脑处理问题的能力。

远离电视，培养其他有益健康的爱好，比如下棋、听音乐、书法、绘画等，不仅可以丰富生活，也是保持愉悦的心情和健康的重要方法。

戌时运动养生法

1.**预备式**：取站立姿势，两腿并拢，当吸气时，两臂从身体侧前方（手心朝上）慢慢抬起至头前上方合掌，呼气时双手从面前降落至胸前，拇指对准天突穴，这时默念思想静，头脑空，肌肉松，气血通，反复默念3次，得气后，两手转动手指尖朝下降至小腹，两手分开，恢复松静自然站立式（图①）。

2.**旋颈**：松静站立后，两手重叠，扶下丹田，内外劳宫相对，男子左手在下，女子右手在下，以大椎为轴，先将头脸向右转，目视右肩，吸气时低头向左旋转至左肩，小腹隆起；呼气时，仰头将头向左旋转，至左肩，同时小腹内收提肛缩肾，一吸一呼旋转一圈为1次，可连续做8～64次，然后再按相反方向旋转8～64次（图②）。

3.**旋肩**：松静站立后，当吸气时两肩向前扣，小腹隆起，呼气时，两肩向后旋转，扩胸、身体下蹲，收腹提肛缩补肾，再吸气时，两肩向前扣，身体立起，呼气时，两肩向后旋转，身体下蹲，至少做8次，多则做64次（图③）。

4.**俯仰旋**：取站立姿势，吸气时，两手从体前上举。手心朝下，一直举到头上方，手指尖朝上，呼气时弯腰，两手手指朝地，如此连续做8～32次（图④）。

5.**摆旋**：取站立姿势，两手叉腰，拇指在前，其余四指在后，中指按在肾俞上，开始呼吸。吸气时，男子将胯由左向右摆动（女子相反），呼气时，由右向左摆动，一吸一呼，为1次，可连续做8～32次（图⑤）。

　　本功法能使全身筋骨肌肉、脏腑经络都得到活动，从而使经络畅通，气血和平，阴平阳秘，神经得以调节，有强身健体的作用。

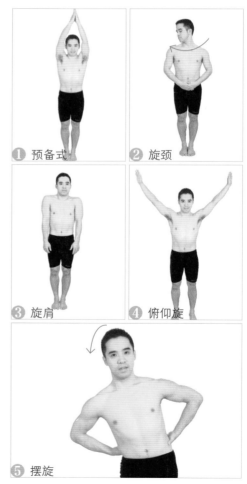

① 预备式　② 旋颈　③ 旋肩　④ 俯仰旋　⑤ 摆旋

戌时精神养生法

要使心包经健康，就要让心高兴起来，调节情志按摩操可以调节神经系统，消除疲劳，使您远离亚健康。具体做法如下。

1.梳头：用梳子（最好是黄杨木梳）从前额经头顶向后梳，再从头侧由前向后梳，速度逐渐加快，力度适中，每分钟20~30次，每侧3~5分钟。尤其适用于脑力劳动者（图①）。

2.击掌：双手前平举，五指伸直展开，用力击掌，越响越好，一般20次左右（图②）。

3.搓面：双手搓热，手掌平放在面部，双手中指分别由上沿鼻两侧向下至鼻翼两旁，反复揉搓，至面部发热为宜，然后闭目，用指腹按摩眼部以及周围（图③）。

4.转颈：先用双手食指、无名指反复按摩颈后部的风池、风府，用力由轻渐重，直至发热为宜，然后左右前后转动颈部，速度缓慢，幅度要大（图④）。

5.缩唇：站立，双脚自然分开，与肩同宽，双手叉腰，先深吸气，停顿片刻，然后缩唇，不要用力，慢慢呼气，直到吐完为止，反复10次（图⑤）。

6.弯腰：先左右侧弯30次，再前俯后仰30次，最后扩胸30次。

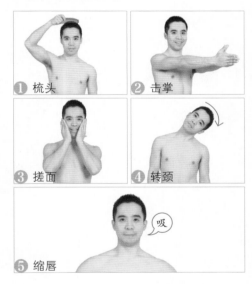

① 梳头　② 击掌　③ 搓面　④ 转颈　⑤ 缩唇　吸

戌时养生要点小结

◎晚餐要少吃甜食。

◎晚餐太丰盛，易患心脏病。

◎晚餐宜清淡，注意选择脂肪少、易消化的食物。

◎每晚都应洗个温水澡。

◎胸部保健护心阳。

◎养心安神白醋蛋。

◎卧室里摆花有益养心。

对应时间 21：00～23：00

别称 亥时又名人定、定昏等，是十二时辰中的最后一个时辰

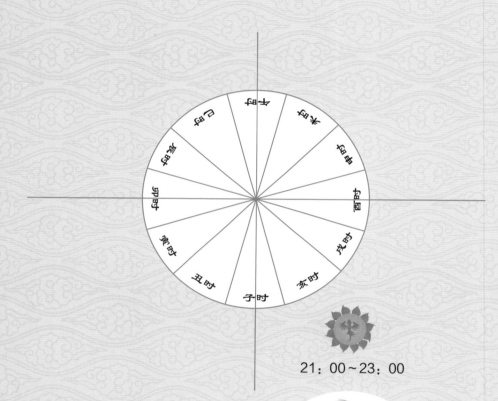

21：00～23：00

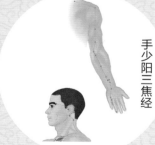

手少阳三焦经

亥时对应的经脉是手少阳三焦经，对应脏腑是三焦。此时人体的气血运行到三焦，是养三焦及三焦经的最佳时间。

三焦是上、中、下三焦的总称，是中医特有的一个名称。关于三焦有很多解释，现在较统一的认识是这样的，三焦就是分布于胸腹腔的一个大腑，横膈以上的部位，包括心、肺两脏，以及头面部是上焦，横膈以下，脐以上的部位，包括脾胃、肝胆等脏腑归属中焦，脐以下部位为下焦，包括肾、大肠、膀胱等脏腑。三焦有下列两种功能。一是运行气血津液。水谷的精微一定要通过三焦的转输，而后到达脏腑、百骸，使得气血津液周流不息，各走其道，以温分肉、肥腠理。二是流通水液。三焦流通水液，并将多余的水分下输膀胱，犹如行水的沟渠。

三焦养生重在疏通，保持其生理功能的正常发挥。倘若三焦不通，食物水谷的受纳、腐熟、吸收和转化、输布，水液的代谢以及糟粕的排泄，都会受到影响。中医理论认为"三焦不通，百病滋生"，所以亥时养生就是要通过各种方法（如经络按摩、刮痧、拔罐、饮食等）通理三焦，疏通百脉，保持三焦通畅。

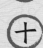
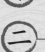

第十二章

十二时辰之亥时养生

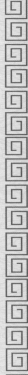

手少阳三焦经

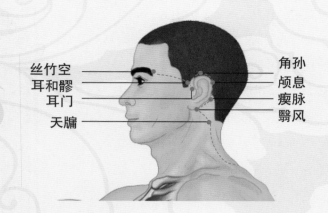

丝竹空
耳和髎
耳门
天牖

角孙
颅息
瘛脉
翳风

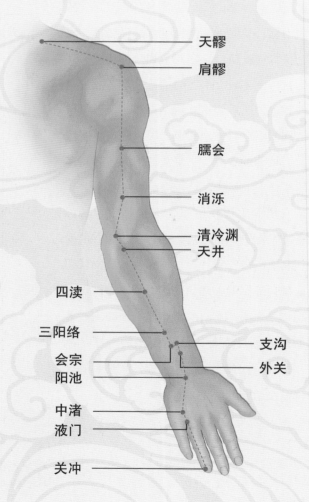

天髎
肩髎

臑会

消泺

清冷渊
天井

四渎

三阳络
会宗
阳池

中渚
液门

关冲

支沟
外关

循行路线

三焦手少阳之脉，起于小指次指之端，上出两指之间，循手表腕，出臂外两骨之间，上贯肘，循臑外上肩，而交出足少阳之后，入缺盆，布膻中，散络心包，下膈，遍属三焦；其支者，从膻中上出缺盆，上项，系耳后直上，出耳上角，以屈下颊至䪼；其支者，从耳后入耳中，出走耳前，过客主人前，交前颊，至目锐眦。

——《黄帝内经·灵枢·经脉》

手少阳三焦经起于无名指尺侧端（关冲），沿无名指尺侧缘，上过手背，出于前臂伸侧两骨（尺骨、桡骨）之间，直上穿过肘部，沿上臂外侧，上行至肩部，交出足少阳经的后面，进入缺盆，于任脉的膻中处散络于心包，向下通过横膈广泛遍属三焦。

分支

胸中分支：从膻中分出，向上走出缺盆，至项后与督脉的大椎交会，上走至项部，沿耳后（翳风）上行至耳上方，再屈曲向下走向面颊部，至眼眶下（颧髎）。

耳部分支：从耳后（翳风）分出，进入耳中，出走耳前（过听宫、耳门等穴），经过上关前，在面颊部与前一分支相交。上行至眼外角，与足少阳胆经相接。

 ## 对应脏腑——三焦

上焦主宣发卫气、中焦主化生气血、下焦主排泄

◎上焦如雾是指上焦主宣发卫气、敷布精微的作用。上焦接受来自中焦脾胃的水谷精微，通过心肺的宣发敷布，布散于全身，发挥其营养滋润的作用，若雾露之溉。

◎中焦如沤是指脾胃消化、运化水谷、化生气血的作用。脾胃是人的后天之本，胃受纳腐熟水谷，由脾之运化而形成水谷精微，以此化生气血，并通过脾的升清转输作用，将水谷精微上输于心肺以濡养周身。因为脾胃有腐熟水谷、运化精微的生理功能。

◎下焦如渎是指肾、膀胱、大肠等脏腑有排泄糟粕和尿液的作用。下焦将饮食物的残渣糟粕传送到大肠，变成粪便，从肛门排出体外，并将体内剩余的水液，通过肾和膀胱的气化作用变成尿液，从尿道排出体外。这种生理过程具有向下疏通、向外排泄之势。

疏通三焦经的按摩法

三焦经是人体健康的总指挥，所以保持三焦经的通畅具有极其重要的战略意义。下面介绍两种有效的按摩方法，有助于对三焦经进行良性刺激，达到祛病强身、美容养颜的效果。

三焦经的拍打保健法

定位 上肢外侧后缘三焦经。

取穴 阳池、外关、支沟、会宗、三阳络、四渎、清冷渊、消泺、肩髎等。

做法 ❶ 坐位或站位，右胳膊伸向左侧，右手正好在左侧腰部上下（图①）。

❷ 用左手手掌从右肩膀开始，沿着胳膊的外侧三焦经的行走线路往下拍打，直到手腕，动作快慢适度，一下一下，略微用力，以振动里面的经络。重点穴位如阳池用食指按揉点压。每侧10分钟左右（图②）。

❸ 交换手臂，重复上述操作。

作用 疏通三焦经络。

消除痤疮的按摩法

胃肠机能失调型痤疮

做法 ❶ 用手掌或毛刷沿足部阳明胃经，由上而下沿经络推擦10遍，并在足三里按揉半分钟，以酸胀为度（图③）。

❷ 用手指从腕至指端，沿手大肠经、手三焦经、手小肠经的循行路线做按揉摩擦5~10遍。用毛刷垂直地刷腕外侧5遍（图④）。

青春期痤疮

做法 ❶ 在足阳明胃经的足部由下而上轻快地搓擦（图⑤）。

❷ 揉太溪、三阴交、殷门、承山（图⑥）诸穴各1分钟，按揉肾俞、命门各1分钟，均以酸胀为度，擦涌泉至有热胀感为佳。

❶ 右手在左侧腰部

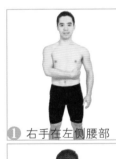
❷ 拍打三焦经

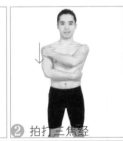
❸ 按揉足三里

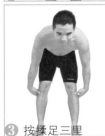
❹ 用毛刷刷三焦经

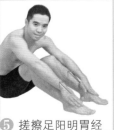
❺ 搓擦足阳明胃经

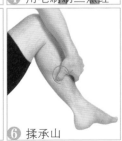
❻ 揉承山

三焦经上的特效保健穴

三焦经上的穴位除了调理本经气血外，还可以缓解穴位周围的病变。另外，"三焦通百脉"，故三焦经上的穴位有多种多样的功能，如焕颜嫩肤、辅助治疗耳、鼻部的疾病等。

耳门——开窍聪耳的要穴

定位 在面部，在耳屏上切迹的前方、下颌骨髁状突后缘，张口有凹陷之处。

❶ 耳门按摩法

做法 用手指端或屈指指间关节处点按。力量深透，屏气自然，手法轻巧（图①）。

作用 开窍聪耳，泄热活络：对耳鸣、耳聋、耳痒、齿痛有效。缓解耳鸣、耳聋时常配听宫、听会、翳风。

翳风——快速赶走五官病

定位 位于耳垂后方，于乳突与下颌角之间的凹陷处。耳垂微向内折，可于乳突前方凹陷处取穴。

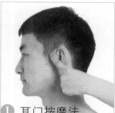

❷ 翳风按摩法

做法 用手指端或屈指指间关节处点按。力量深透，屏气自然，手法轻巧（图②）。

作用 ◎聪耳通窍泄热：对耳鸣、耳聋、口眼歪斜、牙关紧闭、牙痛有效。

◎行气降逆，消痈散结：对呃逆、瘰疬、颊肿有效。

贴心提醒

◎不少人生气或吵架后会突然耳鸣，可立即揉翳风。

◎生气时出现头疼、眼花等也可以按压翳风。

天井——美容养颜之要穴

定位 位于人体的臂外侧，屈肘时，肘尖直上1寸凹陷处即本穴。

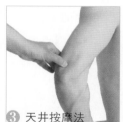

❸ 天井按摩法

做法 用手指端或屈指指间关节处点按。力量深透，屏气自然（图③）。

作用 ◎清利头目：辅助治疗头痛、目赤肿痛、眼睑颤动、目眩。

◎安神镇惊：辅助治疗面神经麻痹、视神经性萎缩、癫狂、癫痫。

贴心提醒

◎天井是个美容要穴。

◎经常按摩天井可疏通上肢气血，预防上肢麻木。

对三焦经进行刮痧、拔罐、针灸可以辅助治疗全身脏腑的病变；此外，也可以利用通经络来达到改善同名经上疾病的目的，如足少阳胆经不通引起的头痛。

改善水肿的刮痧法

三焦的主要生理功能是通行气血津液。刮痧疏通三焦气血可以治疗水肿。

取穴 肝俞、脾俞、命门、三焦俞、膏肓、肾俞、中脘、水分、中极、阴陵泉、三阴交、复溜、太溪。

做法 ❶ 刮背部肝俞、脾俞（图①）、命门、三焦俞、膏肓、肾俞，至出现痧痕为止。

❷ 刮腹部中脘、水分、中极（图②），至出现痧痕为止。

❸ 刮下肢阴陵泉、三阴交、复溜、太溪。

作用 调理气血，三焦通补。

（贴心提醒）

膏肓受邪，就会导致穴位及穴位周围酸痛。对于膏肓处的酸痛，一般以针灸和按摩为主。逆时针用力按摩膏肓，可以祛除膏肓的邪气。用针刺膏肓出瘀血也是缓解膏肓痛的常见方法。

缓解肝火头痛的拔罐法

肝火上升会引起头痛，眩晕，心烦易怒，夜卧不宁，或兼胁痛，口苦，面红，舌红，苔薄黄，脉弦。因为三焦经和胆经属"同名经"，均是"少阳经"，肝火通过胆经排放不出去，就会沿同名经逆上而行到达三焦经，而三焦经又是主管头部和面部神经的主要经络。

取穴 外关、支沟、天井、清冷渊、消泺、天髎、翳风，或在三焦经上寻找压痛点。

做法 在上述穴位或压痛点上选3~5个拔罐，留罐10~15分钟（图③）。

作用 通经络，清肝火。

（贴心提醒）

可在三焦经上刮痧或寻找痛点按摩，把痛点揉开，头痛就会缓解。上逆之火会引发头痛、失眠等症状，因为三焦经的主要穴位外关、支沟、天井、清冷渊、消泺、天髎、翳风等都可以缓解头痛。

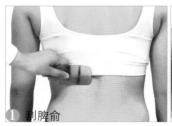

❶ 刮脾俞

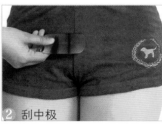

❷ 刮中极

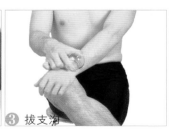

❸ 拔支沟

长期劳损虚弱的艾灸法

取穴 三焦俞、阳池、中脘、足三里、地机、三阴交。

做法 各穴艾灸4~7壮。

作用 全面调理气血，三焦通补，阴阳互通，宜长期调养。

〖贴心提醒〗————

　　每次取穴在四对穴以上者，可称为灸病之大方。

　　大方治病可用于顽固性及全身性疾病或保健。

改善癃闭的艾灸法

　　癃闭多由肾气不足所致，以排尿困难，甚或小便闭塞不通为主症。病势缓，点滴而下者谓之"癃"；病势急，小便不通，欲溲不下者称为"闭"。

表现 小便淋漓不爽、排尿无力、面色苍白无光、神气怯弱、腰膝酸软、舌淡、脉沉细而尺弱。

取穴 以取足少阴经穴为主，辅以三焦经和膀胱经背俞穴。

做法 各穴艾灸5~10壮（图①）。

作用 调理三焦气血，利水便。三焦经具有流通水液的功效。

关冲宣通上焦的针刺法

表现 头痛、目赤、耳聋、耳鸣、喉痹、舌强、热病、心烦。

取穴 关冲。

做法 用泻法针关冲1分钟，沿皮向后3分钟。禁灸。

作用 宣通上焦。

〖贴心提醒〗————

　　《扁鹊神应针灸玉龙经》中提到三焦中上焦不通的拯救治疗："三焦邪气壅上焦，舌干口苦不和调。针刺关冲出毒血，口生津液气俱消。"

急性腰扭伤的针灸法

表现 腰部扭伤。

取穴 外关（图②）。

做法 令针尖向上约成30°进针，令酸麻胀感至上臂及肩背，施针之时令患者勉强向前后左右微弯腰各5次，左旋右旋各10次，当即起针。

作用 活血、行气、止痛。

〖贴心提醒〗————

　　外关乃三焦经穴，是少阳络穴，为八脉交会穴之一，通阳维脉。而阳维脉可缓解腰痛，故刺外关，可疏通三焦之气，而达到缓解腰痛目的。

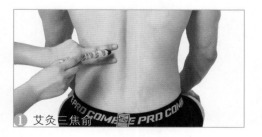

① 艾灸三焦俞

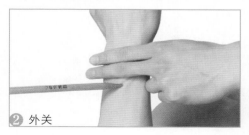

② 外关

亥时饮食养生法

亥时饮食养生的目的是疏通三焦经气血，促进睡眠，改善三焦经常见病。夜里能否睡得好，与亥时吃了什么密切相关。

以下是5类容易导致失眠的食物。一是含咖啡因的食物，如咖啡、碳酸饮料。含咖啡因的食物，除了会刺激神经系统外，还具有利尿作用，是导致失眠的主要原因。二是晚餐吃辛辣刺激性食物，会造成胃中有灼烧感和消化不良，也是影响睡眠的重要原因。三是油腻的食物，吃了以后会加重肠、胃、肝、胆和胰的工作负担，刺激神经中枢，让它一直处于工作状态，也会导致失眠。四是消化过程中会产生较多气体的食物，容易产生腹胀感，妨碍正常睡眠。五是睡前饮酒。饮酒的人即使睡的时间很长，醒来后仍会有疲乏的感觉。所以，具有以上特点的食物亥时一定不要吃。

除了上述饮食禁忌外，不妨试一试有些安眠作用的食物或中药材。

❊ 饮食宜忌盘点

◎饮食习惯好，晚上才能睡得好。

◎晚餐不宜过饱，对睡眠最有利。

◎神经衰弱的人晚餐应吃单一味道的食物，不要五味混着吃。

◎选择安神中药材时须听从医嘱。

❊ 宜吃食材推荐

动物类

牛奶、鸭。

植物类

小米、红枣、核桃、蜂蜜、醋、麦片、山楂、橘子、薏米、冬瓜、荷叶、百合、桂圆、莲子、银耳、枸杞子、桑葚、葵花子、香蕉、无花果、葡萄、苹果。

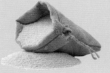 ●小米

 ●核桃

 ●蜂蜜

 ●橘子

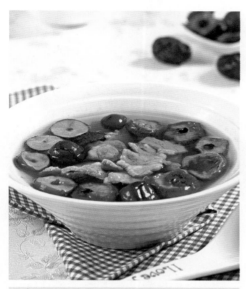

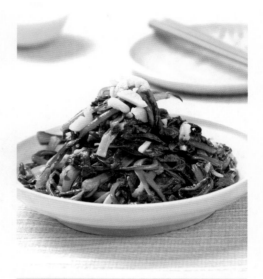

山楂瘦肉汤

材料 山楂50克，猪瘦肉100克，红枣10枚，葱段、姜片各适量。

调料 清汤、料酒、盐、味精各适量。

做法

① 山楂去核，切块，入沸水锅中汆烫；猪肉洗净，切成厚片，入沸水锅中汆烫后，沥干，备用。

② 锅中加入清汤、山楂块、猪瘦肉片、红枣、葱段、姜片、料酒。

③ 大火烧沸后撇去浮沫，加盖，小火炖至猪瘦肉片烂熟，加盐、味精调味，拣出姜片即可。

养生疗效

　　本品具有健脾、消食、补虚的功效。

蒜泥炒茼蒿

材料 茼蒿350克，蒜末适量。

调料 盐、色拉油适量。

做法

① 茼蒿入盐水中略浸泡，切段。

② 锅中加入色拉油，小火烧热，入蒜末煸炒出香味，倒入茼蒿段大火翻炒片刻，最后加盐翻炒均匀即可。

养生疗效

　　茼蒿中含有挥发性精油及胆碱等物质，具有开胃健脾、降压补脑等作用。这道茼蒿粥具有养心安神、健脾和胃、消痰饮、利二便的功效，适用于肺热、咳嗽、痰浓、高血压、头昏脑胀、烦热头昏、睡眠不安、食欲不振、记忆力减退及习惯性便秘等症。

201

特效药材推荐

◎红枣◎山药◎丁香◎生姜◎人参◎鸡内金◎乌骨鸡◎黑木耳◎黑豆◎枸杞子◎鸽子◎肉苁蓉◎桂圆◎冬虫夏草◎芡实

中药养生小妙方

苁蓉猪肚 猪肚1个，洗净，将肉苁蓉10克纳入猪肚内，扎好后用水煮熟，食肉饮汤，每日1次。本品具有补肾阴、益精血的功效。

鸽子汤 白鸽1只，枸杞子24克，黄精50克，白鸽去毛及内脏，与枸杞子、黄精共炖或蒸熟食，每日分2次服。具有补肝、益气的功效。

鸽蛋桂圆汤 鸽蛋2个，煮熟去壳，加桂圆、枸杞子各75克，五味子10克，放碗内，加水蒸熟，加糖服食，每日2次。儿童常吃可预防麻疹。

麻雀蛋羹 麻雀蛋2个，虾肉15克，菟丝子、枸杞子各9克，放碗中，加水蒸熟食用，每日2次。本品具有美颜、增强性功能的作用。

核桃补骨膏 咸核桃仁9克，补骨脂6克，共捣成泥状，用淡盐水送服，每日1次，本品有补肾固精的作用。

冬虫夏草羹 冬虫夏草加适量冰糖隔水炖，或与桂圆、核桃仁、红枣蒸熟服，具有补肾益精的功效。

枣神粟米汤 红枣5枚，茯苓10克，粟米50克。先煎煮茯苓，滤取汁液，以茯苓液与红枣、粟米同煮为粥。每日2次，早晚服食。此方有健脾养心、安神益志的作用。

中药对症单方

芡实粥固肾利湿 芡实适量，熬粥。芡实含有丰富的淀粉，可为人体提供能量，并含有多种维生素和矿物质，保证体内营养所需成分。本品具有固肾涩精、补脾止泄、利湿止带的功效。

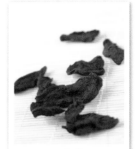
● 黄精

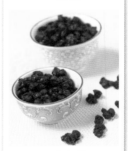
● 五味子

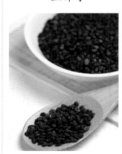
● 补骨脂

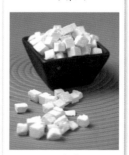
● 茯苓

冬瓜汤抗衰老 冬瓜适量，做汤。冬瓜含有多种维生素和人体必需的微量元素，可调节人体的代谢平衡。冬瓜性寒，能清热、利水、消肿，冬瓜中所含的丙醇二酸，能有效抑制糖类转化为脂肪。同时，冬瓜有抗衰老的作用，久食可保持皮肤洁白如玉，润泽光滑，并可保持形体健美。

养生食疗药膳方

丁香姜糖 白糖50克，姜末30克，丁香粉5克，香油适量。先将白糖加少许水，放入砂锅，小火熬化，加姜末、丁香粉调匀，继续熬至挑起不黏手为度。另备一大搪瓷盆，涂以香油，将熬的糖倒入摊平。稍冷后趁软切50块。可随意食之。本品具有温中降逆、益气健脾的功效。

养生保健药酒

四补酒 柏子仁、何首乌、肉苁蓉、牛膝各30克，白酒1000毫升。将上药加工切碎，入净器中，倒入白酒浸泡，封固。置阴凉处，每日摇晃数下，春夏10日，秋冬20日，澄清即可。每日2次，每次饮服10～15毫升。本品具有益气血、补五脏、悦颜色的功效，适用于气血不足、心慌气短等。

人参枸杞酒 人参20克，枸杞子350克，熟地黄100克，冰糖200克，装入大坛子用10升白酒浸泡。本品具有大补元气、安神固脱、滋阴明目的功效，适用于劳伤虚损、少食倦怠、惊悸健忘、头痛眩晕、阳痿、腰膝酸痛等。

美味中药茶

枸杞菊花茶 枸杞子12克，菊花8克，决明子10克。将所有材料洗净后一同放入杯中，加入300毫升沸水，加盖闷泡10分钟即可饮用。本品具有清肝明目、滋补肾脏、润肠通便的功效。

山楂金银花茶 金银花、生山楂各20克。将所有材料洗净放入杯中，加入300毫升沸水，加盖闷泡20分钟，加入白糖调匀即可饮用。本品具有清热解毒、降低血脂的功效。

玫瑰花茶 玫瑰花30克，用开水冲泡，代茶频饮。

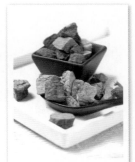

● 何首乌

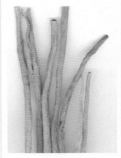

● 牛膝

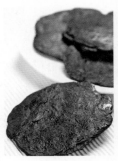

● 熟地黄

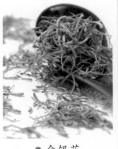

● 金银花

亥时起居养生法

亥时是十二时辰中的最后一个时辰，对大多数人来说，此时是准备睡觉的时候。而此时在起居方面也有很多的事情需要注意，以利三焦经，如泡脚、洗澡等都是需要在此时刻特别注意的事情。

睡前温水泡脚

调理脏腑，疏通经络

三焦经联系全身各个脏腑，而脚上有60多个穴位与五脏六腑有着十分密切的联系。若能养成每天睡觉前用温水（40～50℃）洗脚、并按摩脚心和脚趾的习惯，则可起到促进全身气血运行、舒筋活络、阴阳恢复平衡状态的作用，具有保养三焦经、祛病健身的功效。

加快血液循环

睡前用热水洗脚，能使脚掌上的神经末梢兴奋，通过神经反射，使脚掌皮肤下的血管扩张，血流量增加，改善局部的营养状态和血液循环，也增加了全身血管壁的弹性，对大脑会产生一种良性刺激，对于因神经衰弱引起的头晕、头痛、失眠、多梦、记忆力减退等症状，有很好的疗效。

手脚不再发冷

民间有"睡前泡脚，胜吃补药"之说。前人对洗脚的作用早有肯定："春天洗脚，升阳固脱；夏天洗脚，暑湿可祛；秋天洗脚，肺润肠濡；冬天洗脚，丹田温灼。"

泡脚的时间和方法

睡前1小时用热水泡脚，水温保持在40℃左右，以自己感觉稍微有点烫又比较舒服为宜。最好是用桶泡，可以泡深一些，连小腿一起泡。浸泡时间为15～30分钟，以微微出汗为度。

水中可酌情加入红花、生姜、艾叶、夏枯草、花椒、盐、醋等中药，以提高泡脚的效果。其中红花、生姜、艾叶、夏枯草、花椒需要事先用水煮

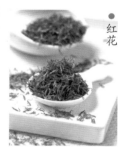
红花

5分钟。红花适用于心脑血管疾病、肢体麻木、女性闭经或痛经等；生姜适用于风湿、类风湿、脚凉、风寒感冒等；艾叶适用于气管炎、支气管炎、哮喘、肺气肿等；夏枯草适用于高血压、头痛、眩晕等；花椒适用于脚汗、脚臭、脚气、湿疹等；盐适用于高血压、腿脚

肿胀、白天走路过多等；醋适用于足跟骨刺、骨质增生、脚气等。

女性月经过多，血压、血糖过高，心衰严重，患有出血、发热、炎症、皮肤破损等疾病者，禁忌泡脚。

足部常用保健法

1.用热水（水温以不烫伤皮肤为宜）浸足20分钟，如采用冷热水交替浴足，应热浸1分钟、凉浸半分钟。

2.捻转趾法：用手拇食指捻足大趾腹扭转20下（各趾下同），能醒脑益智。捻转2～3趾可明目；捻转4～5趾可固齿。

3.按摩足心（即涌泉）法：手拇指捻足心（余4指放于足背）用力200下，能消炎止痛、安眠、增食欲、调节血压等。

4.被窝运足法：脚微悬空，左右旋转、前后伸直各10～20下，可预防动脉粥样硬化症等。

亥时洗澡为睡觉做准备

亥时是准备睡觉的时间，睡前洗澡对身体非常有益，但需注意以下事项。

◎饱不洗，饥不浴。饱餐后洗澡，全身表皮血管被热水刺激而扩张，较多的血液流向体表，大脑、腹腔血液供应相对减少，重则发生晕厥，轻则影响消化吸收；饥饿时洗澡则易发生低血糖而虚脱昏倒。

◎水温不宜过高。水温以与体温接近为宜（即35～37℃）。但不宜长时间在热水中泡洗，因为这样会使全身表皮血管扩张，心、脑血流量减少，发生缺氧。若浴者患有脑血管硬化、高血压、冠心病，易诱发脑卒中、心绞痛和心肌梗死，更应当心。

◎洗澡的次数要因人、因季节而异。皮脂腺分泌旺盛的，可适当增加次数，每次20～30分钟。时间过长，会导致疲劳；洗澡过勤，会伤阴耗液，不利、健康。

做好五件事，拥有好睡眠

▌刷牙、洗脸、擦身

睡前刷牙比早晨更重要，不仅可清除口腔积物，有利于保护牙齿，并且对安稳入睡也有帮助；电视看完后，洗洗脸、擦擦身（特别是腋下、阴股部、肛门周围等处），以保护皮肤清洁，使睡眠舒适、轻松。

▌梳理头发消疲劳

头部穴位分布较多，通过梳理，可起到按摩、刺激的作用，能平肝、熄风、开窍醒神、止痛明目。

早晚用手指梳到头皮发热，可疏通头部血流，提高大脑思维和记忆能力，保护头发，减少脱发，消除大脑疲劳，早入梦乡。

平心静气散散步

睡前平心静气地散步10～20分钟，这会使血液循环到体表，入睡后皮肤能得到很好的保养。躺下后不看手机，不思考问题，使大脑的活动减少，能较快地入睡。

加蜜牛奶促安眠

民间流传这样一句话："朝朝盐汤，暮暮蜜。"就是说早喝淡盐开水，晚饮蜜糖水。据国外医学专家研究，牛奶中含有促进睡眠的L-色氨酸。睡前1小时喝杯加蜜的牛奶，可助眠。蜂蜜还有助于整夜保持血糖平衡，从而避免早醒，尤其对经常失眠的老年人更佳。

开窗通气再关好

保持室内空气新鲜，风大或天冷时，可开一会儿窗，睡前再关好，有助于提高睡眠质量。但注意睡时不要用被蒙头。

睡姿科学能安眠

五龙盘体功主要是在睡觉前或睡眠中保健的一个方法。所谓五龙是指两手、两腿与躯干，这五个部位都要盘曲如龙，故称五龙盘体（图①），它是睡觉的一种姿势，具体姿式如下。

1.身体侧卧，向左向右均可。古称"左龙右虎"，都是保健的好姿式。

2.以左侧卧为例，把左手大拇指轻轻放在耳垂后面的凹陷中，食指和中指贴着左太阳，无名指、小指自然分开附于头侧，左肘弯曲贴靠胸肋，附枕而眠。

3.右手屈肘，掌心劳宫贴于左肩肩井上，右肘轻搭在左肘上。

4.左腿在下，屈膝蜷曲，犹如弯弓，弯曲以自己舒适为度。

5.右腿微屈，重叠在左腿上；压左脚趺阳（足胫腕部，俗称脚脖子内侧），钩贴右腿脚后跟。

6.双目轻闭，自然呼吸，全身放松，将所有事情放下。

注意事项

◎练习侧卧时枕头要比仰卧略高一些，一般以自感舒适为度。

◎练到一定程度，呼吸有时会自动发生变化，如单吸不呼，或单呼不吸，或不吸不呼，一切要任其自然，不能有意强求。

◎功态中如想翻身，则可由右卧变成左卧，方法姿式一样，唯动作左右互换。姿式不可散乱。

◎练功中如睡着了，不必管它，功态中睡着与平常睡眠不同，由于一念贯串，在睡眠中仍旧在自动练功。

◎第二天醒来时，如姿式已散，则仍要

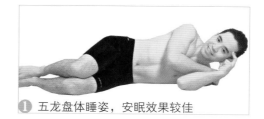

① 五龙盘体睡姿，安眠效果较佳

回复卧姿，再练习3~5分钟，然后按身心一体功方法收功即可。注意一定要收功，不收功则如播种而不收割，不能得益。

◎睡姿最好要慢慢养成习惯，即使夜间翻身也不散乱，唯左右互换，则肝肺气血自动调和流注，使睡中得益更大。

亥时是男女和合的时刻

亥时是自然界之气交合之际，也是人体阴阳交和的时刻。所以这个时候是男女阴阳和合的时刻，适当的性生活可以促进夫妻之间的感情，也是养生的重要方式之一。历代养生家和医家对房事养生有很多论述，概括起来，主要有以下几个方面需要注意。

注意行房时的卫生

男女双方都要养成晚上睡前洗涤外阴的习惯。如果条件允许，行房后，也最好清洗一下，女性最好小便一次，起到冲刷外阴的作用，可有效地预防妇科疾病的发生。

行房要有节制

古代养生家认为，男女房事，实乃交换阴阳之气，固本培元，只要行之有度，对双方都有益处。

古人认为不同的季节，标准也不相同，应遵循"春二、夏三、秋一、冬无"的原则，即春天每月二次，夏天每月三次，秋天每月一次，冬天避免房事。对于青年人，房事一定要节制，不可放纵；对于老年人，更应以少为佳。

房事禁忌不能忽视

中国房中养生非常重视入房禁忌，强调"欲有所忌""欲有所避"。

所谓禁忌，就是在某些情况下要禁止房事。若犯禁忌，则会损害健康，引起很多疾病。房事禁忌有以下5个方面。

◎忌酒后房事："酒醉入房，以欲竭其精"，是房事保健的大忌。酒醉后进行性生活，损害健康。

◎忌浴后房事：洗澡时全身血液循环加快，皮肤血管充分扩张，这种生理变化情况要持续一段时间。浴后立即房事，会使血液循环平衡失调，而影响身体健康。

◎忌经期房事：女子经期性交会加重子宫内膜充血，使经期延长、经量增多，还容易使细菌经男性生殖器带入，引起子宫慢性炎症，严重的还会导致终身不孕。

◎忌产后行房：产后9周内子宫还未完全收缩复原，如果过早地进行性生活，很容易造成子宫复原不良或子宫出血。还导致急性贫血或细菌感染发生炎症，造成女性终身痛苦。

◎忌"五更色"："五更色"就是在黎明前、快起床时进行性生活。在起床前进行性生活后，夫妻双方在兴奋后，精力得不到充分的休息和恢复，使机体的平衡失调，从而降低了身体的抵抗力。

亥时运动养生法

 八段锦

八段锦对全身经络气血都有很好的疏通作用。尤其适合疏通三焦经，可极大地促进血液循环。

其中第一式为"双手托天理三焦"，具有调理三焦、促进睡眠的功效。

做法 ❶ 随吸气，左脚向左迈开，与肩同宽，同时两臂外旋，弧形上摆至胸前，与肩同宽，掌心朝上；双手掌沿足部阳明胃经，由上而下沿经络推擦（图①、图②）。

❷ 随呼气，两臂内旋外分下落，继而外旋内收交叉于腹前，掌心朝上；双手掌沿足部阳明胃经，由上而下沿经络推擦（图③、图④）。

❸ 随吸气，两臂胸前翻掌上撑，脚跟跷起，同时抬头向上看，稍停片刻继而向前看（图⑤、图⑥）。

❹ 随呼气，两臂分别从两侧翻掌落于体侧（同时脚跟下落），左脚向右脚并拢，眼向前看。

共做两个8拍，做完后两脚并立，两掌捧于腹前。

作用 调理三焦及三焦经，同时，牵拉双臂、腰肢和躯干，可以改善全身的血液循环。

 养生看点聚焦

八段锦全套及功效

◎一式，双手托天理三焦的作用：上焦心肺，中焦脾胃，下焦肾，掌心向上托，小指和无名指有麻的感觉。

◎二式，左右开弓似射雕的作用：向前推出的食指向上，拇指斜向上，做法正确会有麻胀的感觉。

◎三式，调理脾胃须单举的作用：调理脾胃。

◎四式，五劳七伤向后瞧的作用：任督通，病不生，头旋转，手下按，打通任督二脉。

◎五式，摇头摆尾去心火的作用：健肾（去心火，助心肾相交）。

◎六式，两手盘足固肾腰的作用：益肾固精。

◎七式，攒拳怒目增气力的作用：练内气。

◎八式，背后七颠百病消的作用：血脉通畅，气血充足。

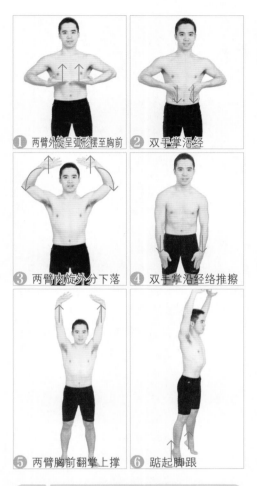

① 两臂外旋呈弧形摆至胸前　② 双手掌沿经

③ 两臂内旋外分下落　④ 双手掌沿经络推擦

⑤ 两臂胸前翻掌上撑　⑥ 跷起脚跟

亥时促眠按摩操

背、脊、腋、腹是人体重要的保健区域。加强这些部位的保健，可以促进血脉流畅，调节气息，滋养全身器官，是强健体魄、祛病延年的有效保健手段，也是调畅三焦的重要手段。

推背：一方俯卧于床上，不枕枕头，头侧向一方，上肢放松。另一方立于床边，面向俯者头部，双腿拉开小弓字步，双手五指伸展，并列平放于俯者背上部（注意手掌与背部贴紧），然后将腰腿部的力量作用于前臂和掌上，力量适中，向前推出，使背部皮肤肌肉在瞬间随手掌迅速推移，自上而下，推至腰部，推10次，再令俯者将头倒向另一方，仍按上法推10次。然后，操作方右手握拳，用腕力捶背，力量适中，自上而下捶打数遍，即可停止。通过推背，达到疏通经络、流畅气血、调和脏腑、祛寒止痛的目的。

触腋：腋窝部蕴藏着丰富的血管、神经、淋巴结，如他人用手触摸，被触者就会大笑，被专家称为"腋窝运动"，夫妻间行此运动，则更加简便可行。一方可趁另一方不注意时，轻触腋窝，使其发笑，或经常轻抚、轻挠腋窝部，保持笑口常开。其强身奥秘，至少有两点：一是刺激此处的神经、血管、淋巴结，可以加速神经体液循环，从而带动全身其他器官获得更多的氧气和养分；二是触腋致笑，笑能带动身体所有器官都得到运动，有利于促进对人体有益的激素、酶和乙酰胆碱的分泌，提高机体的抵抗力，预防多种疾病的发生，尤对脑、心、肺最为有益。

摩腹：此套动作可两人操作，也可自我保健。睡前平卧于床，搓热双手，手在脐腹周围，按顺时针方向绕脐摩腹数十圈，注意力量适中。然后以肚脐为中心，再按逆时针方向摩腹数十圈即可。坚持摩腹可以促进血液的循环，改善胃肠功能，有利于肠蠕动和消化液的分泌，利于胃的纳谷和运化。

亥时音乐养生法

音乐与三焦的联系

　　音乐可以调和血脉，怡养五脏；而三焦是上、中、下三焦的总称，涉及人体的五脏六腑。三焦养生重在疏通，"三焦不通，百病滋生"，三焦不通会导致气血瘀滞，气血不畅，滋生种种疾病。因此，亥时可以通过音乐通理三焦，疏通百脉，防止三焦不通。

音乐调三焦的原理

抒情调志

　　音乐用其特殊的语言形式，满足了人们宣泄情绪，表达愿望的需求，因而令人消愁解闷，心绪安宁，心胸开阔，乐观豁达，对人的健康十分有利。

　　音乐使人的感情得以宣泄，情绪得以抒发。正如音乐家冼星海所说："音乐，是人生最大的快乐；音乐，是生活中的一股清泉。"

滋养五脏

　　《乐记》中说："音乐者，流通血脉，动荡精神，以和正心也。"音乐通过调节情志，使人欢悦，故而令周身脉道通畅，气血调达。

　　古人认为五声音阶中的宫、商、角、徵、羽五音，分别对五脏有不同的调节作用。宫音悠扬谐和，助脾健运，旺盛食欲；商者铿锵肃劲，善制躁怒，使人安宁；角音条畅平和，善消忧郁，助人入眠；徵音抑扬咏越，通调血脉，抖擞精神；羽音柔和透彻，发人遐思，启迪心灵。说明音乐能调五脏功能。

　　音乐通过旋律与节奏的快慢变化、起伏跌宕调节人体生物节律，故而可通过音乐来调整人体的健康状态。

亥时养生要点小结

◎三焦养生亥时佳。

◎亥时入睡最能养阴。

◎拍打三焦经络，疏通三焦气血。

◎晚餐不宜过饱，对睡眠最有利。

◎八段锦最适合疏通三焦经。

◎睡前泡脚，胜吃补药。

◎八段锦是调理三焦的"法宝"。

◎五龙盘体宜养生。